全国高等医药院校医学检验技术专业第五轮规划教材

分子诊断学实验指导

第 4 版

（供医学检验技术专业用）

主　编　金　晶　陈　茶

副主编　郑　芳　孙宝清　刘　湘

编　者　（以姓氏笔画为序）

王丽娜（广州中医药大学）

朱向星（佛山大学医学部）

刘　湘（湖北中医药大学）

刘玉玲（山西医科大学汾阳学院）

江利青（济宁医学院）

孙宝清（广州医科大学）

杨学习（广州市达瑞生物技术股份有限公司）

邹立林（温州医科大学）

陈　茶（广州中医药大学）

金　晶（温州医科大学）

郑　芳（武汉大学第二临床学院）

赵百慧（上海伯杰医疗科技股份有限公司）

段晓雷（遵义医科大学）

姜育燊（杭州迪谱医学检验实验室有限公司）

郭　凡（新疆医科大学）

戴立忠（圣湘生物科技股份有限公司）

中国健康传媒集团

中国医药科技出版社

内 容 提 要

本教材是"全国高等医药院校医学检验技术专业第五轮规划教材"之一,是《分子诊断学》(第5版)的配套教材。本教材包含分子诊断学常用技术、综合性实验和分子诊断试剂研发策略等内容,共49个实验,其中,分子诊断学技术部分介绍核酸的分离、纯化与鉴定技术,分子杂交及芯片技术,核酸扩增技术,分子克隆技术,蛋白质组学技术,CRISPR/Cas检测技术,生物信息学技术等基本技术及新进展。本教材具有以下特点:①注重技能的训练;②注重基础技术与临床应用、科研创新的结合;③充分发挥数字化教材的优势和利用第三方检测机构的资源。本教材为书网融合教材,即纸质教材有机融合电子教材、教学配套资源(微课/视频、图片等)、数字化教学服务(在线教学)。

本教材主要供全国高等医药院校医学检验技术专业教学使用,也可作为医学检验类相关资格考试、临床检验工作者、继续教育和职称考试的参考用书。

图书在版编目(CIP)数据

分子诊断学实验指导 / 金晶,陈茶主编. --4版. --
北京:中国医药科技出版社,2024.12. --(全国高等
医药院校医学检验技术专业第五轮规划教材). -- ISBN
978-7-5214-4839-9

Ⅰ. R466

中国国家版本馆 CIP 数据核字第 2024U7S253 号

美术编辑　陈君杞
版式设计　友全图文

出版　**中国健康传媒集团**｜中国医药科技出版社
地址　北京市海淀区文慧园北路甲 22 号
邮编　100082
电话　发行:010 – 62227427　邮购:010 – 62236938
网址　www. cmstp. com
规格　889mm × 1194mm ¹/₁₆
印张　7 ¹/₂
字数　222 千字
初版　2010 年 2 月第 1 版
版次　2025 年 1 月第 4 版
印次　2025 年 1 月第 1 次印刷
印刷　天津市银博印刷集团有限公司
经销　全国各地新华书店
书号　ISBN 978 – 7 – 5214 – 4839 – 9
定价　**39.00 元**

获取新书信息、投稿、
为图书纠错,请扫码
联系我们。

出版说明

全国高等医药院校医学检验技术专业本科规划教材自2004年出版至今已有20多年的历史。国内众多知名的有丰富临床和教学经验、有高度责任感和敬业精神的专家、学者参与了本套教材的创建和历轮教材的修订工作，使教材不断丰富、完善与创新，形成了课程门类齐全、学科系统优化、内容衔接合理、结构体系科学的格局。因课程引领性强、教学适用性好、应用范围广泛、读者认可度高，本套教材深受各高校师生、同行及业界专家的高度好评。

为深入贯彻落实党的二十大精神和全国教育大会精神，中国医药科技出版社通过走访院校，在对前几轮教材特别是第四轮教材进行广泛调研和充分论证基础上，组织全国20多所高等医药院校及部分医疗单位领导和专家成立了全国高等医药院校医学检验技术专业第五轮规划教材编审委员会，共同规划，正式启动了第五轮教材修订。

第五轮教材共18个品种，主要供全国高等医药院校医学检验技术专业用。本轮规划教材具有以下特点。

1.立德树人，融入课程思政　深度挖掘提炼医学检验技术专业知识体系中所蕴含的思想价值和精神内涵，把立德树人贯穿、落实到教材建设全过程的各方面、各环节。

2.适应发展，培养应用人才　教材内容构建以医疗卫生事业需求为导向，以岗位胜任力为核心，注重吸收行业发展的新知识、新技术、新方法，以培养基础医学、临床医学、医学检验交叉融合的高素质、强能力、精专业、重实践的应用型医学检验人才。

3.遵循规律，坚持"三基""五性"　进一步优化、精炼和充实教材内容，坚持"三基""五性"，教材内容成熟、术语规范、文字精炼、逻辑清晰、图文并茂、易教易学、适用性强，可满足多数院校的教学需要。

4.创新模式，便于学生学习　在不影响教材主体内容的基础上设置"学习目标""知识拓展""重点小结""思考题"模块，培养学生理论联系实践的实际操作能力、创新思维能力和综合分析能力，同时增强教材的可读性及学生学习的主动性，提升学习效率。

5.丰富资源，优化增值服务　建设与教材配套的中国医药科技出版社在线学习平台"医药大学堂"教学资源（数字教材、教学课件、图片、微课/视频及练习题等），邀请多家医学检验相关机构丰富优化教学视频，使教学资源更加多样化、立体化，满足信息化教学需求，丰富学生学习体验。

本轮教材的修订工作得到了全国高等医药院校、部分医院科研机构以及部分医药企业的领导、专家与教师们的积极参与和支持，谨此表示衷心的感谢！希望本教材对创新型、应用型、技能型医学人才培养和教育教学改革产生积极的推动作用。同时，精品教材的建设工作漫长而艰巨，希望广大读者在使用过程中，及时提出宝贵意见，以便不断修订完善。

中国医药科技出版社
2025年1月

数字化教材编委会

主　　编　胡　波　金　晶

副 主 编　应斌武　赵晓涛　郑　芳　陈　茶　赵百慧

编　　者　（以姓氏笔画为序）

叶　薇（温州医科大学）

杨学习（广州市达瑞生物技术股份有限公司）

李晓杰（中山大学）

应斌武（四川大学华西临床医学院）

陈　茶（广州中医药大学）

金　晶（温州医科大学）

金呈强（济宁医学院）

周　琳（长沙医学院）

郑　芳（武汉大学第二临床学院）

赵百慧（上海伯杰医疗科技股份有限公司）

赵晓涛（首都医科大学）

胡　波（中山大学）

姜　勇（吉林医药学院）

姜育桑（杭州迪谱医学检验实验室有限公司）

姜艳芳（吉林大学白求恩第一临床医学院）

姚群峰（湖北中医药大学）

徐　平（军事科学院军事医学研究院）

徐文华（青岛大学医学部）

郭　凡（新疆医科大学）

戴立忠（圣湘生物科技股份有限公司）

编写人员　（以姓氏笔画为序）

卜德超　王文栋　王丽娜　刘　胜　孙宇晶　杨　艳　李　伟

张化杰　陈正虎　赵　屹　郝晓丹　黄　波　禄婷婷

本教材是"全国高等医药院校医学检验技术专业第五轮规划教材"之一，是《分子诊断学》（第5版）的配套教材。2009年出版社组织编写了《分子诊断学实验指导》第1版，2012年"医学检验"专业更名为"医学检验技术"专业，归入"医学技术"一级学科，学制由五年制变为四年制。为了适应学科专业调整对医学检验技术专业人才培养提出的新要求和四年制医学检验技术专业教学，2014年出版社组织对第1版教材进行修订，在保持第1版风格的同时，第2版增加了临床应用和快速发展的技术，注重技术的应用性和实用性，使学生在掌握基础知识和基本技能的同时，能够了解最新进展和应用，为以后的实践工作打好基础。2019年在第2版的基础上修订编写了第3版教材，首次采用书网融合形式并设立数字化教材编委会。

为了深入贯彻党的二十大精神，加快医学教育创新发展，《分子诊断学实验指导》（第4版）在上一版的基础上进行了较大幅度的更新，增加了两章，共十章。新设：第八章医学实验室认可分子诊断领域相关实验，使得教材更加贴近临床实际；第十章分子诊断试剂设计、研发与注册综合方案，介绍感染性疾病、遗传性疾病、肿瘤个体化治疗相关基因突变检测、药物代谢相关基因的分子诊断试剂研发策略。分子诊断学技术部分删减了在临床或实践中被淘汰的技术，如对第一章"核酸的分离、纯化与鉴定技术"做了大幅调整；新增第六章"CRISPR/Cas检测技术"等前沿技术内容。第九章为分子诊断学综合性实验，原来9个偏科研设计式的实验调整为7个临床上普遍开展的分子诊断项目，以文字和视频结合的方式呈现从临床样本到最后的诊断，充分发挥数字化教材的优势和利用第三方检测机构的资源，将内容较深、步骤烦琐、设计复杂、难以用文字表述清晰或理解的技术或综合性实验以数字化素材的方式呈现。

本版教材所有编者都以高度的热情和责任感完成了编写任务，企业的研发人员为数字化视频拍摄付出了许多辛勤的劳动，在此一并表示诚挚的感谢。

分子诊断学是一个发展迅速的学科，尽管各位编者尽最大努力，但由于能力所限，书中难免存在疏漏、不足之处，恳请广大同仁、师生和其他读者批评指正。

编　者
2024年9月

CONTENTS 目录

第一章 核酸的分离、纯化与鉴定技术

核酸是所有生命活动的物质基础。DNA 和 RNA 作为生物体中两种最重要的核酸分子，它们的分离、纯化是分子诊断学实验的前提，也是疾病基因诊断最基础的工作。核酸分离、纯化的总原则是要保证核酸一级结构的完整，尽量排除其他分子的污染。核酸模板应至少达到以下几点要求：不存在对 DNA 聚合酶有抑制作用的有机溶剂和过多金属离子；不含蛋白质、多糖、脂类等物质，或者上述分子的浓度需降到最低程度；排除其他核酸分子的污染。分离与纯化核酸的方法较多，需根据实验材料的质与量、待分离核酸的性质及用途来具体选择。而核酸鉴定则分为三个方面：浓度、纯度以及完整性。

本章重点介绍以下几种核酸的分离、纯化与鉴定技术，为基因检测提供核酸制备和鉴定方案。①DNA 的分离与纯化：蛋白酶 K-苯酚法制备基因组 DNA、碱裂解法制备质粒 DNA、柱层析法（也称为色谱法）提取 DNA。②RNA 的分离与纯化：异硫氰酸胍-苯酚-三氯甲烷一步法制备总 RNA、柱层析法提取 RNA。③高通量核酸提取：磁珠法提取核酸。④核酸鉴定：分光光度法测定核酸的浓度和纯度、琼脂糖凝胶电泳检测 DNA、变性聚丙烯酰胺凝胶电泳检测单链 RNA。

实验一　蛋白酶 K-苯酚法制备基因组 DNA

【实验目的】

掌握蛋白酶 K-苯酚法提取真核细胞基因组 DNA 的原理与方法。

【实验原理】

研磨破碎后的生物组织或细胞样品，用裂解液裂解细胞膜、核膜，使基因组 DNA 与组蛋白分离，再用苯酚、三氯甲烷-异戊醇抽提去除蛋白质，最后经乙醇沉淀或透析可得到基因组 DNA。

组织细胞裂解液的主要成分有蛋白酶 K、乙二胺四乙酸（EDTA）、十二烷基硫酸钠（SDS）及 RNA 酶。蛋白酶 K 能水解蛋白质，起到协助裂解细胞、降解 DNA 酶使其失活、降解结合在 DNA 上的蛋白质等作用。EDTA 为二价金属离子螯合剂，能抑制 DNA 酶的活性，同时降低细胞膜的稳定性。SDS 是一种生物阴离子去污剂，能与蛋白质分子结合，破坏蛋白质分子与其他分子间的非共价键，乳化脂质引起细胞膜降解，使蛋白质变性及降解 DNA 酶。RNA 酶可水解细胞中的 RNA，利于获得高纯度的 DNA，减少 DNA 样品中的 RNA 杂质。

苯酚抽提主要是纯化 DNA。苯酚可使蛋白质变性沉淀，并抑制 DNA 酶活性；三氯甲烷能加速有机相和水相的分离；异戊醇则减少在抽提过程中由于蛋白质变性产生的大量气泡。多次抽提可提高 DNA 的纯度。透析能减少对 DNA 的剪切效应，可得到 200kb 的分子质量较大的 DNA。DNA 不溶于大多数有机溶剂，一般可以用乙醇进行沉淀或洗涤，获得高纯度 DNA。

【实验仪器和材料】

1. 实验仪器　高压蒸汽灭菌装置、匀浆器或研磨器、高速冷冻离心机、台式高速离心机、双重纯水蒸馏器或超纯水装置、恒温振荡培养箱、磁力加热搅拌器、微量移液器。

2. 实验材料 宽口径移液管（出口直径大于 0.3cm）、微量离心管（Eppendorf 管，EP 管）、吸头、透析袋及夹子、眼科镊子、手术剪刀、冰盒、研钵、U 形玻棒等。

3. 试剂

（1）1mol/L Tris-HCl（pH 8.0）贮存液：121.1g 三羟甲基氨基甲烷（Tris）溶于 800ml 去离子水中，加入浓 HCl（约 42ml）调 pH 至 8.0，加水至 1000ml，分装，高压灭菌。

（2）0.5mol/L EDTA-2Na（pH 8.0）贮存液：18.61g EDTA-2Na·$2H_2O$ 溶于 80ml 去离子水中，磁力搅拌器上剧烈搅拌。用 NaOH 调节溶液 pH 至 8.0（约需 2g NaOH 颗粒），加水定容至 100ml，分装，高压，室温保存（EDTA-2Na 需要加 NaOH，将溶液 pH 调节至近 8.0 时，才能完全溶解）。

（3）TE 缓冲液（pH 8.0）：10mmol/L Tris-HCl，1mmol/L EDTA-2Na。

（4）20% SDS 贮存液：100g SDS 溶于 400ml 灭菌去离子水中，加热至 68℃助溶，加几滴浓 HCl 调 pH 至 7.2，加水定容至 500ml，分装，室温保存（SDS 是一种有毒刺激物，呈微细晶粒，易扩散，称量完毕后清除天平及台面残留的 SDS）。

（5）细胞裂解液Ⅰ：10mmol/L Tris-HCl（pH 8.0），0.1mol/L EDTA-2Na（pH 8.0），0.5% SDS，20μg/ml 无 DNA 酶的胰 RNA 酶（使用前临用时加入）。

（6）ACD 抗凝剂：0.48g 枸橼酸（柠檬酸）、1.32g 枸橼酸钠、1.47g 葡萄糖溶于 100ml 蒸馏水。

（7）磷酸盐缓冲液（PBS，pH 7.4）：将 0.2g KCl、8g NaCl、0.24g KH_2PO_4 和 1.44g Na_2HPO_4 溶于 80ml 双蒸水中，用浓 HCl 将 pH 调至 7.4，加双蒸水至终体积 1000ml，分装，高压灭菌后室温保存。

（8）Tris 盐缓冲液（TBS，pH 7.4）：将 8g NaCl、0.2g KCl、3g Tris 碱溶于 800ml 去离子水中，加 0.015g 酚红，用浓 HCl 调 pH 至 7.4，加水至 1000ml，分装，高压灭菌，室温保存。

（9）20mg/ml 蛋白酶 K：用灭菌的 50mmol/L Tris-HCl（pH 8.0）配制，分小包装，-20℃贮存，可反复冻融。

（10）Tris 饱和苯酚溶液（pH 8.0）。

（11）三氯甲烷-异戊醇（24：1）：在棕色密封瓶中保存。

（12）无水乙醇及 70% 乙醇。

（13）3mol/L 乙酸钠溶液（pH 5.2）：又称为乙酸-乙酸钠缓冲液。408.1g 三水合乙酸钠用 800ml 双蒸水溶解，用冰醋酸调节 pH 至 5.2，加水定容至 1000ml，分装，高压。

（14）透析缓冲液：50mmol/L Tris-HCl，10mmol/L EDTA-2Na（pH 8.0）。

（15）液氮。

（16）无菌双蒸水（double distilled water，ddH_2O） 高压灭菌处理。

【实验步骤】

1. 样品制备

（1）组织标本 取新鲜或冰冻组织标本，吸干血液，置于研钵，用剪刀清除筋膜等结缔组织，并尽可能剪碎。加入少许液氮，研磨成粉末状，待液氮蒸发，将粉末转入 EP 管中，加入适量细胞裂解液Ⅰ混匀；或可将剪碎组织加 TE 缓冲液进行匀浆，转入 EP 管中。

（2）血液标本 血液标本与 ACD 抗凝剂按 6：1 混匀，0℃可保存数天或 -70℃可长期冻贮、备用。加入 ACD 抗凝剂 1.0ml，2000r/min 离心 10 分钟，弃上清液（血浆）；如用冷藏血液，室温水浴融化后用等体积 PBS 洗涤，4000r/min 离心 15 分钟，弃上清液。重复离心一次，弃上清液（血浆）。吸出淡黄色悬浮液（含白细胞层）置于另一 EP 管中。

（3）悬浮培养细胞 将悬浮生长细胞悬液直接转入 EP 管中，4℃、2000r/min 离心 10 分钟，弃去上清液，收集管底细胞沉淀。将细胞重新悬浮在 5～10ml 冰冷的 TBS 中，洗涤一次，收集细胞。将沉淀细胞重悬于 TE 缓冲液（pH 8.0）中，调节细胞浓度为 5×10^7 个/ml。

（4）单层培养细胞　对于贴壁生长的细胞，需先用胰酶消化，后加入冰冷的 TBS，吹散自瓶壁脱落的细胞，细胞悬液移至 EP 管，4℃、2000r/min 离心 10 分钟，弃去上清液。将细胞重新悬浮在 5～10ml 冰冷的 TBS 中，洗涤一次，收集细胞。将沉淀细胞重悬于 TE 缓冲液（pH 8.0）中，调节细胞浓度为 5×10^7 个/ml（确保细胞呈分散状态，避免细胞呈团块状）。

2. 细胞裂解　将上述组织或细胞悬液转入三角烧瓶，每毫升细胞悬液加入 10ml 细胞裂解液 I，37℃ 温浴 1 小时。

3. 蛋白酶 K 消化　将细胞裂解液转入 EP 管中，加入蛋白酶 K 至终浓度 $100\mu g/ml$，混匀，37℃ 保温 12～24 小时，或 56℃ 保温 1 小时。保温过程中不时轻轻摇动，混匀反应液。液体逐渐变黏稠，表明 DNA 已部分释放出来。

4. 苯酚抽提　将上述溶液冷却至室温，加等体积 Tris 饱和苯酚溶液（pH 8.0），温和、缓慢颠倒混匀成乳状，放置 10 分钟，再 12000r/min 离心 15 分钟。用宽口径移液管（出口直径为 0.3cm）小心吸出上层水相，移至一新的 EP 管中。

5. 三氯甲烷–异戊醇抽提　加等体积三氯甲烷–异戊醇，轻轻颠倒混匀，室温，12000r/min 离心 10 分钟。吸取上层水相至新的 EP 管中。

6. DNA 沉淀或透析

（1）DNA 沉淀　用于制备长度在 100～150kb 的 DNA。向 DNA 溶液中加入 2 倍体积的无水乙醇、0.2 倍体积的 3mol/L 乙酸钠溶液（pH 5.2），充分混匀，DNA 形成絮状沉淀，用 U 形玻棒将 DNA 沉淀移出，小分子的 DNA 仍留乙醇溶液中。若 DNA 沉淀为碎片，4℃、12000r/min 离心 5 分钟，弃上清液，然后用 70% 乙醇洗涤沉淀两次（12000r/min 离心 5 分钟），尽量去尽乙醇溶液，打开 EP 管盖，室温放置 5 分钟使乙醇挥发。待沉淀接近透明时（完全干燥的大分子 DNA 极难溶解），加 50～100μl 的 TE 缓冲液溶解 DNA 沉淀，完全溶解后置 –20℃ 保存。

（2）DNA 透析　用于制备长度在 150～200kb 的 DNA。将 DNA 溶液移入透析袋中（透析袋应留出大于样品体积 2 倍的空间），放入透析液，4℃ 透析 4 次，每次使用透析缓冲液 1000ml，每 6 小时更换一次透析缓冲液，共约 24 小时。

7. 核酸保存　DNA 溶解于适量（约 40μl）TE 缓冲液中，通常于 –20℃ 保存，在 –70℃ 可保存 5 年以上。若需长期保存哺乳动物细胞 DNA，可在 DNA 样本中加入 1 滴（约 50μl）三氯甲烷，防止细菌和核酸酶的污染。

【实验结果】

基因组 DNA 是分子诊断重要的标志物，也是基因组学的研究对象。获得高质量的基因组 DNA 是保证临床分子诊断结果正确及开展相关研究的前提。本实验制备基因组 DNA 后可采用以下两种方法进行鉴定。

1. 运用蛋白酶 K–苯酚法制备基因组 DNA 后，利用琼脂糖凝胶电泳鉴定 DNA 的大小和完整性，较好的结果图范例如图 1–1 所示。其中，各样品在点样孔附近均有单一的高分子量条带。琼脂糖凝胶电泳检测 DNA 的具体方法详见实验七。

2. 在制备基因组 DNA 后，也可以利用分光光度法鉴定 DNA 的浓度与纯度，分析提取的基因组 DNA 是否达到了预期的浓度和纯度要求。运用分光光度法测定核酸的浓度和纯度详见实验六。

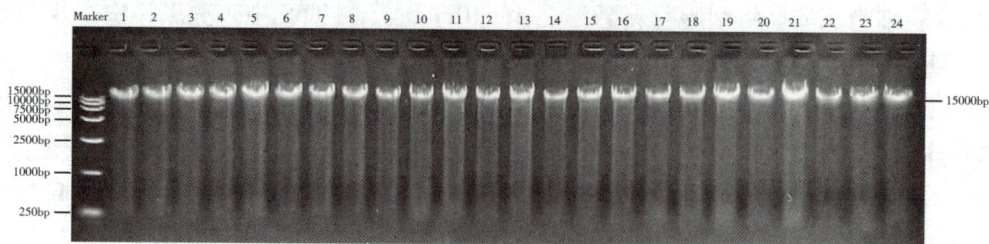

图 1-1 基因组 DNA 凝胶电泳图

【注意事项】

1. 整个提取过程应尽量在低温下进行，确保加样准确。

2. 基因组 DNA 分子质量较大，除了组织裂解过程可以剧烈振荡外，其他操作要轻轻颠倒混匀，小心吸取，避免分子受机械剪切力而发生断裂及降解。

3. 来源不同的样本由于特性不同，在前期处理上存在差异，但纯化浓缩步骤则基本相同。按照既定的程序提取能够制备出较高质量的基因组 DNA。

（郭　凡）

实验二　碱裂解法制备质粒 DNA

【实验目的】

掌握碱裂解法提取质粒 DNA 的原理与方法。

【实验原理】

碱裂解法是一种应用较广泛的制备质粒 DNA 的方法。由于质粒 DNA 与染色体 DNA 化学本质相同，故将两者分离是碱裂解法提取质粒 DNA 的主要目的。本实验主要依据两者分子大小不同、碱基组成的差异以及质粒 DNA 的超螺旋共价闭合环状结构的特点来实现分离。将细菌悬浮于葡萄糖等渗溶液中，经 NaOH-SDS 强碱溶液处理，细胞壁和细胞膜被破坏，细胞崩解。强碱环境使得 DNA 碱基对之间的氢键断裂，细菌染色体 DNA 和质粒 DNA 均发生变性成为单链。加入酸性的乙酸-乙酸钾后，SDS 中的钠离子被钾离子取代成为十二烷基硫酸钾（PDS），整个体系恢复至近中性。质粒 DNA 相对分子质量较小，可迅速复性，成为可溶性质粒 DNA，小分子 RNA 也呈可溶状态溶解在上清液中；而变性的大分子染色体 DNA 复性速度慢，与大分子 RNA 以及不溶解的 PDS-蛋白质复合物缠绕形成白色沉淀。通过离心，质粒 DNA 留在上清液中与染色体 DNA 及其他蛋白质组分分离。通过苯酚、三氯甲烷-异戊醇等有机溶剂抽提或用柱纯化等方法进一步除去可溶性蛋白质，得到纯化的质粒 DNA。

总之，碱裂解法是一种利用碱改变溶液 pH 值，使细胞壁和质膜破坏从而释放出质粒 DNA 的实验方法。其主要原理是利用质粒 DNA 与染色体 DNA 在变性与复性中的差异来达到分离的目的。在高 pH 环境下，质粒 DNA 和染色体 DNA 变性，双螺旋解开，形成单链。质粒 DNA 的相对分子质量较小，更容易复性；而染色体 DNA 由于相对分子质量较大，复性速度慢。

【实验仪器和材料】

1. 实验仪器　台式高速离心机、涡旋振荡器、恒温振荡培养箱、高压灭菌锅、微量移液器。

2. 实验材料　EP 管、吸头、无菌牙签、100ml 三角烧瓶、水浴锅、培养皿等。

3. 试剂

（1）LB（Luria - Bertani）培养基：950ml 去离子水中加入 10g 胰蛋白胨、5g 酵母提取物、10g NaCl，摇荡加热至溶解，用 5mol/L NaOH（约 1.6ml）调 pH 至 7.5，加水定容至 1000ml，高压灭菌（LB 培养基不能反复高压）。若制备固体培养基，则在灭菌前加入 1.5% 琼脂粉。

（2）氨苄西林（ampicillin，Amp）母液：配成 50mg/ml 水溶液，于 -20℃ 贮存。

（3）LB-AMP 液体培养基：在 100ml LB 培养基中加入 0.1ml 50mg/ml 氨苄西林母液。

（4）LB-AMP 固体培养基（含氨苄西林 50μg/ml）：在 100ml LB 培养基中加 1.5g 琼脂粉，经高压灭菌后冷却至 55℃，加入 0.1ml 50mg/ml 氨苄西林母液，超净台中铺平板，制备 LB-AMP 固体培养基。

（5）1mol/L Tris-HCl（pH 8.0）缓冲液。

（6）1mol/L EDTA：800ml 水中加 372.2g EDTA-2Na·2H$_2$O、约 20g NaOH，调 pH 至 8.0，定容至 1000ml，高压灭菌。

（7）GTE 缓冲液：50mmol/L 葡萄糖，25mmol/L Tris-HCl（pH 8.0），10mmol/L EDTA（pH 8.0），高压灭菌，4℃ 贮存（GTE 缓冲液不可反复高压灭菌）。

（8）NaOH-SDS 溶液：双蒸水 880μl，加入 20μl 10mol/L NaOH、100μl 10% SDS，使用前临时配制（室温过低时，SDS 的溶解度会明显降低，需要加热）。

（9）3mol/L 乙酸-乙酸钾溶液：29.5ml 冰醋酸加 KOH 颗粒，调 pH 至 4.8，加双蒸水定容至 100ml，室温贮存。

（10）10% SDS。

（11）无水乙醇和 70% 乙醇。

（12）2μg/μl RNA 酶：用 TE 缓冲液稀释。

（13）异丙醇。

（14）Tris 饱和苯酚。

（15）三氯甲烷。

（16）TE 缓冲液（pH 8.0）。

【实验步骤】

1. 将含有质粒的菌种划线接种于 LB-AMP 固体培养基上，37℃ 培养过夜。

2. 挑取单菌落接种到 5ml LB-AMP 液体培养基中，37℃ 振荡培养过夜，获得较浓的细菌培养液。

3. 取 1.5ml 菌液于 1.5ml EP 管中，4℃、8000r/min 离心 1 分钟，弃培养基，收集菌体。

4. 将 EP 管倒置在吸水纸上，并将培养基尽可能去除干净。

5. 加 100μl GTE 缓冲液，用移液器吹打或用涡旋振荡器悬浮菌体，使菌体充分悬浮，室温放置 5 分钟（GTE 的作用是使细菌悬浮，抑制 DNA 酶活性）。

6. 加入 200μl 新鲜配制的 NaOH-SDS 溶液，颠倒混匀 5 次但不能震荡，冰浴 2 分钟（NaOH-SDS 溶液中 NaOH：溶解细胞，破坏核酸碱基配对使氢键断裂从而让核酸变性；SDS：裂解细胞，结合蛋白质，形成 SDS-蛋白质复合物）。

7. 加入 150μl 预冷的乙酸 – 乙酸钾溶液，轻轻颠倒 5 次混匀，冰浴 3 分钟。

8. 4℃、12000r/min 离心 10 分钟，上清液移至另一支新的 1.5ml EP 管中。

9. EP 管中加入 2μg/μl RNA 酶溶液 2μl，37℃ 温浴 30 分钟。

10. 加等体积 Tris 饱和苯酚抽提一次，4℃、12000r/min 离心 5 分钟，取上层水相至另一新的 1.5ml EP 管中。

11. 管中加等体积三氯甲烷抽提一次，4℃、12000r/min 离心 5 分钟，取上层水相至另一支新的 1.5ml EP 管中。

12. 管中加 0.6 倍体积异丙醇，颠倒混匀，冰浴 10 分钟，4℃、12000r/min 离心 5 分钟，弃上清液。

13. 沉淀用 0.5ml 70% 乙醇洗一次，4℃、12000r/min 离心 5 分钟，弃尽上清液，开盖室温放置 10 分钟，使乙醇挥发干净。

14. 用适量（约 30μl）TE 缓冲液溶解 DNA 沉淀，4℃ 保存则可使用。如暂时不使用需过夜，应在 – 20℃ 保存，并且解冻冷冻次数不可过多。

【实验结果】

碱裂解法巧妙地利用了质粒 DNA 与基因组 DNA 之间的差异，从细胞裂解液中很好地将两者分开。本实验能够提取得到的质粒 DNA，可满足临床分子诊断、科研等多方面的需要。其提取得到的质粒 DNA 可进行鉴定如下。

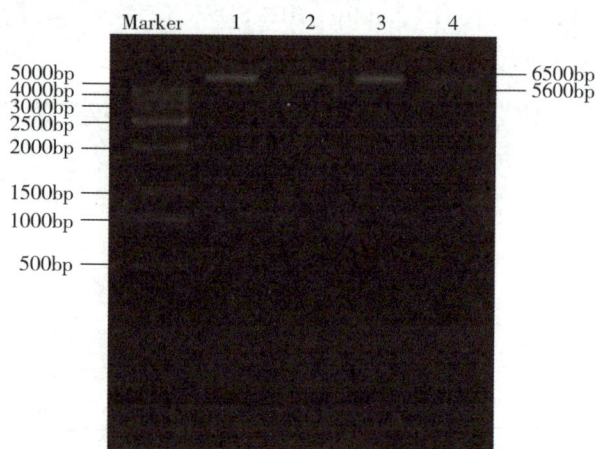

图 2 - 1　质粒 DNA 凝胶电泳图

1. 通过碱裂解法提取质粒 DNA 后可进行基因扩增，然后进行电泳检测。较好的结果图范例如图 2 - 1 所示。在电泳检测结果中，观察到在预期的质粒 DNA 位置上有一条明亮的条带，说明成功提取出了质粒 DNA。如条带清晰，无其他杂质，说明提取的质粒 DNA 质量较高。琼脂糖凝胶电泳检测 DNA 的具体方法详见实验七。

2. 通过碱裂解法提取质粒 DNA 后，也可以利用微量紫外分光光度法鉴定 DNA 的浓度与纯度。分析提取的质粒 DNA 是否达到了预期的浓度范围和纯度要求。运用分光光度法测定核酸的浓度和纯度详见实验六。

【注意事项】

1. 抽提过程应始终保持低温。

2. 苯酚、三氯甲烷、NaOH–SDS 溶液均有很强的腐蚀性，操作时应戴手套，避免沾到皮肤上。NaOH–SDS 溶液应新鲜配制，加入后禁止涡旋振荡，冰浴时间不宜过长。

3. 划线接种和挑取单菌落的操作需严格无菌。实验操作过程中要避免污染，尤其要避免环境中微生物、支原体和噬菌体的污染。

4. 倒掉上清液和转移上清液的操作较多，注意上清液的弃和留。

（郭　凡）

实验三　异硫氰酸胍−苯酚−三氯甲烷一步法制备总 RNA

【实验目的】

掌握异硫氰酸胍−苯酚−三氯甲烷一步法制备总 RNA 的原理与方法。

【实验原理】

本实验主要利用异硫氰酸胍与 β−巯基乙醇的综合变性作用，实现迅速裂解细胞，并促使细胞内 RNA 酶（RNase）快速失活，保护 RNA 不被降解，以便提取完整总 RNA。变性剂中，高浓度的异硫氰酸胍作为强力的蛋白质变性剂，迅速溶解细胞骨架蛋白与各类细胞膜蛋白质，导致细胞结构破碎，从而快速裂解细胞；同时，核蛋白由于其二级结构被异硫氰酸胍破坏而迅速与核酸分离，促使核蛋白体解离，使 RNA 与核蛋白分离并释放到溶液中。而 β−巯基乙醇主要是破坏 RNase 中的二硫键，促使 RNase 变性，从而迅速灭活细胞内的 RNA 酶，防止 RNA 被降解。释放出的 RNA 及其他杂质在酸性条件下用苯酚−三氯甲烷抽提，加入酸性苯酚，离心后可形成水相层和有机相层，而 RNA 存在于上层水相（无色），蛋白质、DNA 和脂类则存在于苯酚相（黄色）。三氯甲烷可抽提酸性的苯酚，而水相经异丙醇沉淀及乙醇洗涤后即可获得纯的总 RNA。

Trizol 是一种用于各种动植物组织、细胞及细菌等材料的总 RNA 抽提的异硫氰酸胍−酸性苯酚的即用型商品化试剂，具有极强的裂解能力，可在短时间内裂解细胞和组织样本，其主要成分和作用等同于本实验中的变性液，另外还含有苯酚、乙酸钠溶液（pH ≥ 4.0）、8−羟基喹啉。苯酚用于抽提蛋白质，8−羟基喹啉可抑制 RNA 酶的活性，与三氯甲烷联合使用可增强抑制作用。样本经 Trizol 处理 5 分钟后，加入三氯甲烷并离心，即分成水相层、中间层和有机相层，RNA 存在于水相层中。取出水相，用异丙醇沉淀可回收 RNA；用乙醇沉淀中间层可回收蛋白质；用异丙醇沉淀有机相可回收 DNA。Trizol 操作上的简便性允许其同时处理多个样品，所有的操作可在 1 小时内完成。

【实验仪器和材料】

1. 实验仪器　低温冷冻高速离心机、台式高速离心机、高压灭菌锅、匀浆器、磁力搅拌器、涡旋振荡器、微量移液器。

2. 实验材料　100ml 三角烧瓶、EP 管、吸头、研钵等。

3. 试剂

（1）0.1% 焦碳酸二乙酯（DEPC）水：将 1ml DEPC 水加至 1000ml 双蒸水中混匀，室温下放置过夜，高压灭菌后室温保存。

（2）磷酸盐缓冲液（PBS，pH 7.4）。

（3）变性液：将 250g 异硫氰酸胍、26.4ml 10% 十二烷基肌氨酸钠和 17.6ml 的 0.75mol/L（pH 7.0）枸橼酸钠溶于 293ml DEPC 水中，65℃磁力搅拌至完全溶解，室温避光保存可稳定数月。临用前加入终浓度 0.1mol/L 的 β−巯基乙醇。

（4）2mol/L 乙酸钠（pH 4.0）：272.3g 三水合乙酸钠溶于 800ml 双蒸水中，以冰醋酸调节 pH 至 4.0，加双蒸水定容至 1000ml，分装，高压灭菌后室温保存。

（5）水饱和苯酚（pH 6.0）。

（6）三氯甲烷-异戊醇（24∶1）。

（7）异丙醇。

（8）75%乙醇：用 DEPC 水配制。

（9）去离子甲酰胺。

（10）含 0.1mmol/L EDTA（pH 7.5）的 DEPC 水：将 37.2g EDTA-2Na·2H_2O 溶于 800ml DEPC 水中，磁力搅拌，以 NaOH 调 pH 至 7.5，双蒸水定容至 1000ml。分装，高压灭菌后室温保存（EDTA-2Na·2H_2O 需用 NaOH 调节 pH 至接近 7.5 才能溶解）。

【实验步骤】

1. 样品制备

（1）组织　取新鲜的动物组织 100mg，液氮冷冻后，用预冷的研钵磨成粉末，加入 3ml 变性液，混匀后转入匀浆器中，冰浴中缓慢匀浆 15~20 次即为组织裂解液。

（2）细胞　①贴壁细胞：培养完成后弃培养液，用预冷的 PBS 洗涤 3 次，弃上清液，沉淀中加入变性液[2ml/（1×10^6~1×10^7个细胞）]覆盖细胞，吸管抽吸数次至溶液变黏稠。②悬浮细胞：室温离心细胞培养液（1000r/min 离心 10 分钟）以收集细胞，用预冷的 PBS 洗涤细胞沉淀 3 次，弃上清液，加入变性液[2ml/（1×10^6~1×10^7个细胞）]，吸管抽吸数次至溶液黏稠（溶液黏稠说明细胞已经裂解，细胞内容物释放）。

2. 总 RNA 的提取

（1）将步骤 1 中的裂解混合液 500μl 转至无 RNA 酶的 1.5ml EP 管中，加入 1/10 体积的 2mol/L 乙酸钠（pH 4.0）、等体积的水饱和苯酚及 1/5 体积的三氯甲烷-异戊醇，每加一种试剂均颠倒混匀 3~5 次（酸性条件下 RNA 留在水相，DNA 和蛋白质则进入有机相）。

（2）涡旋振荡 10 秒，冰浴 15 分钟，以使核蛋白与 RNA 完全解离。

（3）4℃、10000r/min 离心 20 分钟，将上层水相（含 RNA）转至另一干净的无 RNA 酶的 1.5ml EP 管中，加入等体积的异丙醇，混匀，-20℃ 放置 30 分钟，以沉淀 RNA（不要吸取靠近界面的水相，以防吸入两相交界处的 DNA）。

（4）4℃、12000r/min 离心 20 分钟，弃上清液，加入 0.3ml 变性液重悬沉淀，加入等体积异丙醇，混匀，-20℃ 放置 30 分钟，再次沉淀 RNA（为保证 RNA 沉淀不丢失，可先将上清液存于另一新的 1.5ml EP 管中，直到得到 RNA 沉淀再丢弃）。

（5）4℃、12000r/min 离心 10 分钟，弃上清液。70% 乙醇洗涤沉淀，4℃、12000r/min 离心 10 分钟（重复两次）。

（6）小心吸去残留的乙醇，室温放置数分钟直至乙醇完全挥发（干燥时间不宜太长，否则 RNA 难以溶解）。

（7）加 50μl DEPC 水溶解沉淀（可 65℃ 水浴 10 分钟加速溶解）。

3. RNA 提取后鉴定

（1）制备专用的 RNA 凝胶电泳，通过核酸电泳的方式鉴定提取的总 RNA（具体步骤详见实验八）。完整总 RNA 的特征是电泳图中 28S rRNA∶18S rRNA 的条带比值应为 2∶1。

（2）使用微量紫外分光光度计检测 A_{260}/A_{280} 比值（具体步骤方法详见实验六），高纯度 RNA 的鉴定结果应该为 1.8~2.0。

【实验结果】

1. 在异硫氰酸胍-苯酚-三氯甲烷一步法制备总 RNA 后，利用 RNA 凝胶电泳鉴定总 RNA 的完整性，较好的结果图范例如图 3-1 所示。

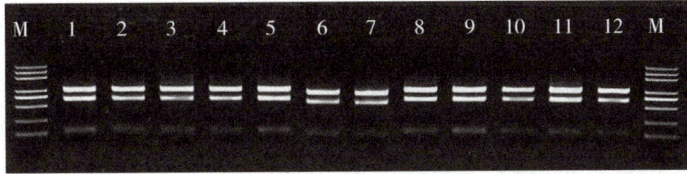

图 3-1　总 RNA 电泳图

2. 在异硫氰酸胍-苯酚-三氯甲烷一步法制备总 RNA 后，也可以利用微量紫外分光光度法鉴定总 RNA 的浓度与纯度，较好的结果图范例如图 3-2 所示。

Sample #	Sample ID	Result		A_{260}	A_{260}/A_{280}
002	RNA	80.2	μg/ml	2.044	2.05

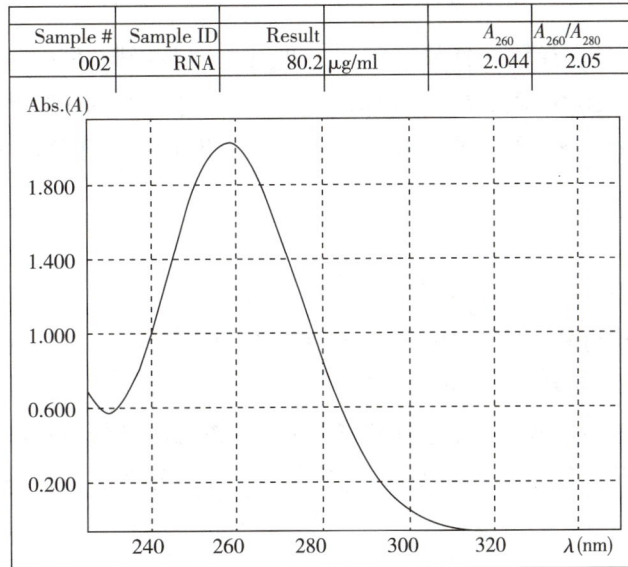

图 3-2　总 RNA 的 260nm 吸收曲线图谱

【注意事项】

1. 脂肪组织中三酰甘油含量较高而 RNA 含量较低，不宜用此法提取 RNA，可采用动物脂肪组织中总 RNA 提取改进方法。

2. 高糖组织中存在大量的多糖和蛋白多糖，导致提取 RNA 时这类杂质很难除尽，RNA 经乙醇沉淀后很难溶解，同时会抑制 RT-PCR 反应。可改变从水相中沉淀总 RNA 的条件，例如：加入 1/4 体积的异丙醇和等体积的 RNA 沉淀液（0.8mol/L 十五水合枸橼酸二钠盐、1.2mol/L NaCl），室温静置 10 分钟，离心后弃上清液，用变性液重溶 RNA 后，再接后续操作。

3. 变性液具强腐蚀性，配制及使用中应注意皮肤及眼部的防护。

4. 实验中应避免外源性及内源性 RNA 酶的污染，操作者应佩戴帽子、口罩，手套应经常更换；提取 RNA 的移液器及吸头要专用；配制溶液时，需用 DEPC 处理过的水及无 RNA 酶的器皿；塑料制品用 0.1% DEPC 浸泡后，室温过夜或 37℃处理 1 小时以上，然后高压灭菌，除去残余的 DEPC；玻璃器皿则要 300℃烘烤 4 小时。

5. DEPC 有剧毒，使用时注意防护，但经高压灭菌后迅速分解为无毒的乙醇和二氧化碳，同时可防止 DEPC 通过羧甲基化作用对 RNA 的嘌呤碱基进行修饰。

（段晓雷）

实验四　柱层析法纯化核酸

【实验目的】

掌握柱层析法纯化核酸的原理与方法。

【实验原理】

通过破裂细胞膜与细胞核，核膜内释放出 DNA。再利用硅胶吸附柱法纯化 DNA：高盐低 pH 结合核酸，低盐高 pH 洗脱，即在高浓度盐低 pH 溶液中，DNA 通过盐桥吸附结合到硅胶介子表面，在低盐高 pH 溶液中盐桥破坏后 DNA 被洗脱下来，从而达到提取纯化 DNA 的目的（彩图 1）。

【实验仪器和材料】

1. **实验仪器**　高速离心机、恒温水浴箱、微量移液器。

2. **实验材料**　样本（枸橼酸钠或 EDTA 抗凝全血、全血制成的血斑）、层析柱主要成分 [包括吸附柱与收集管（2ml 规格）]、吸头、1.5ml EP 管。

3. **试剂**　试剂盒主要包括溶液 T（溶解血斑缓冲液）、溶液 L（裂解血细胞缓冲液）、溶液 W1 与 W2（漂洗杂质缓冲液）、TE 洗脱液、蛋白酶 K 溶液等。以试剂公司一款血液基因组 DNA 提取试剂盒为例进行展示，见表 4-1。

表 4-1　硅胶吸附柱法提取全血 DNA 试剂盒成分

试剂盒组成	规格		主要成分
	30 人份	24 人份	
溶液 T	12ml	9.6ml	EDTA、Tris
溶液 L	6ml	4.8ml	盐酸胍、EDTA
溶液 W1	11.3ml	9ml	盐酸胍
溶液 W2	7.5ml	6ml	水
TE 洗脱液	6ml	4.8ml	EDTA、Tris
蛋白酶 K 溶液	600ml	480ml	蛋白酶 K
吸附柱	30 个	24 个	—
收集管（2ml）	30 个	24 个	—

【实验步骤】

1. 处理血液材料（以下操作一般适用于处理已添加抗凝剂的 50~200μl 血液样品，当血液样本少于 200μl 时，用 PBS 或生理盐水补足体积至 200μl）。

2. 加入 20μl 蛋白酶 K，混匀。

3. 加入 200μl 的溶液 L，振荡混匀，56℃温浴 15～20 分钟（温浴期间需颠倒混匀数次）。

4. 加入 200μl 无水乙醇，充分混匀后，将液体转入带硅胶柱的 2ml 收集管中，10000r/min 离心 1 分钟，倒掉收集管中的废液，将吸附柱放入收集管中。

5. 在硅胶柱中加入 500μl 溶液 W1（使用前先检查是否加入无水乙醇），10000r/min 离心 1 分钟，倒掉收集管中的废液，将吸附柱放入收集管中。

6. 在硅胶柱中加入 500μl 溶液 W2（使用前先检查是否加入无水乙醇），10000r/min 离心 1 分钟，倒掉收集管中的废液。

7. 重复步骤 6 一次。

8. 将吸附柱放入收集管中，12000r/min 空管离心 3 分钟，倒掉收集管中的废液。

9. 将吸附柱放入新的 1.5ml EP 管中，开盖静置 1～2 分钟，向吸附柱中心加 60～200μl 的 TE 洗脱液，静置 25 分钟，12000r/min 离心 2 分钟，弃柱得 DNA。

注意：TE 洗脱液的体积应不少于 50μl，体积过小会影响回收率。为提高基因组 DNA 的回收率，可将 TE 洗脱液稍微加热。获得的 DNA 应保存在 −20℃，以防 DNA 降解。

【实验结果】

1. 参考区间　本方法提取抗凝全血的 DNA 总量≥1μg，血斑的 DNA 的量≥200ng；提取核酸的纯度，A_{260}/A_{280} 比值在 1.4～2.5（图 4−1）。

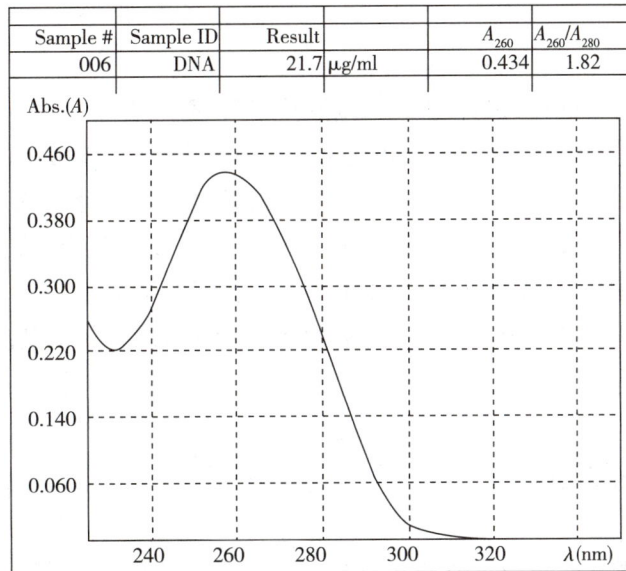

图 4−1　微量分光光度法检测硅胶层析柱纯化获得 DNA 的结果范例图

2. 检验结果的解释

（1）DNA 浓度较低　可能原因是抗凝全血或血斑用量不充足，或者样本的保存方法和保存时间不正确。

（2）A_{260}/A_{280} 比值低于 1.4　可能原因是层析柱提取核酸过程中有蛋白质残留。

（3）A_{260}/A_{280} 比值高于 2.5　可能原因是提取的 DNA 中有 RNA 残留或部分 DNA 降解。

【注意事项】

1. 适用样本要求：用于层析柱法进行 DNA 提取的全血样本应为枸橼酸钠或 EDTA 抗凝全血，不可用肝素抗凝全血；或由全血制成血斑。抗凝血在 −20℃ 存放 1 个月以内，2～8℃ 存放 5 天以内。血斑样本在常温、干燥、避光等条件下最多可保存 3 周，2～8℃ 可保存 1 个月，−20℃ 可保存 3 个月。

2. 取样前充分混匀，否则会导致提取量变少；抗凝全血样本应避免反复冻融，否则会导致提取的 DNA 片段较小，或导致提取 DNA 含量降低。

3. 若溶液 L 中有沉淀，可在 56℃ 水浴中重新溶解，摇匀后使用。

4. 所用离心步骤均使用台式离心机，在室温下进行。

（段晓雷）

实验五　磁珠法提取核酸

【实验目的】

掌握磁珠提取核酸的原理与方法。

【实验原理】

磁珠提取核酸试剂盒主要是通过磁珠特异吸附的原理，通过特制的磁棒吸附、转移和释放磁珠，实现磁珠/核酸的转移，自动完成核酸的提取和纯化。其中磁珠特异吸附的原理为：①磁珠的构成，一般磁珠由三层构成，最里面是聚苯乙烯，外面包裹一层磁性物质四氧化三铁，最外面再包一层官能基团修饰的高分子材料偶联，一般是羧基（—COOH）（彩图2）；②纯化中，较高浓度的 PEG 和 NaCl 导致 DNA 分子水化层脱去，DNA 分子发生聚集沉淀，带负电荷的磷酸基团大量暴露在外面；③带电荷的磷酸基团通过 Na^+ 与羧基形成"离子桥"，使得 DNA 被特异吸附到带羧基的磁珠表面。

【实验仪器和材料】

1. 实验仪器　核酸磁珠自动提取仪。

2. 实验材料

（1）适用样本　①类型包括全血、血清、血浆、组织液、尿液、拭子洗液等；②样本可立即进行提取，也可于 4℃ 保存待测，保存期不超过 24 小时，长期保存需置于 −20℃。

（2）其他　EP 管、吸头等。

3. 试剂

（1）试剂盒组成　①预封装试剂（裂解液、磁珠溶液、洗涤液1、洗涤液2、洗涤液3、洗脱液），其主要成分包括异硫氰酸胍、超顺磁珠、EDTA、Tris；②蛋白酶 K 溶液。详见表 5－1。

表 5 - 1　磁珠提取核酸试剂盒组成列表

组成	主要成分	组成规格及数量				
		20T/盒（DT6）	20T/盒（预封装）	32T/盒（预封装）	40T/盒（预封装）	64T/盒（预封装）
预封装试剂（裂解液、磁珠溶液、洗涤液 1、洗涤液 2、洗涤液 3、洗脱液）	异硫氰酸胍、超顺磁珠、EDTA、Tris	1T/条×20 条	5T/板×4 板	8T/板×4 板	10T/板×4 板	16T/板×4 板
蛋白酶 K	蛋白酶 K 溶液	0.40ml/支×1 支	0.40ml/支×1 支	0.64ml/支×1 支	0.80ml/支×1 支	1.28ml/支×1 支

（2）预封装试剂孔位说明　以 20T/盒（预封装）规格为例讲解。①有效工作孔位：A～E 排，1～6 列。1A～6A 为 1 组提取，其余排相似。②20T/盒（预封装）禁用孔位：F～H 排，7～12 列。这些为空白孔位，未添加试剂，无法完成检测。

（3）储存条件及有效期　室温保存，有效期 12 个月。

【实验步骤】

1. 封装试剂准备　从试剂盒中取出预封装试剂，颠倒混匀数次使磁珠重悬，轻甩孔板或试剂条，使试剂及磁珠都集中到孔板或试剂条底部，使用前小心撕去铝箔封口膜（避免振动），防液体溅出。

2. 自动化仪器提取步骤

（1）在预封装试剂的第 1 或第 7 列（注意有效工作孔位）中分别加入 20μl 蛋白酶 K、200μl 样本。

（2）核酸磁珠自动提取仪按以下程序（表 5 - 2）进行自动化提取（注意：程序运行前需在搅拌套架放置搅拌套。深孔板 7～12 列孔位无试剂，则搅拌套架右侧可不放置搅拌套；单条试剂支架一侧无试剂，则搅拌套架对应位置可不放置搅拌套）。

表 5 - 2　核酸磁珠自动提取仪纯化核酸步骤列表

编号	孔位	名称	等待时间（min）	混合时间（min）	磁吸时间（s）	体系（μl）	温度状态	温度（℃）
1	2	移磁	0	1	10	600	关闭	0
2	1	裂解	0	5	45	800	裂解加热	90
3	3	洗涤1	0	2	30	650	洗脱加热	90
4	4	洗涤2	0	1	20	700	洗脱加热	90
5	5	洗涤3	0	1	20	800	洗脱加热	90
6	6	洗脱	1	5	35	60	洗脱加热	90
7	2	弃磁	0	1	0	600	关闭	0

（3）自动化程序结束后，将第 6 或第 12 列（有效工作孔位）的洗脱液转移至干净的无核酸酶 EP 管中。

【实验结果】

本法所提取的 DNA 应用广泛，如 qPCR 定量检测 HBV DNA（彩图 3），*MTHFR* 基因的多态性分析（彩图 4）等。

1. 提取范围　能够提取 ≥ 10IU/ml 的 DNA 病毒核酸载量样品；能够提取 ≥30IU/ml 的 RNA 病毒核酸载量样品。

2. 精密度 变异系数（CV）≤ 5%。

【注意事项】

1. 该方法主要适用于临床检验科等单位进行大量自动化靶标核酸的提取，例如病毒 DNA/RNA，操作过程中要特别注意防止 RNase 对 RNA 的降解，所有加样器应为专用，EP 管、吸头等一次性耗材需进行高温高压灭菌。操作人员应佩戴无粉手套、口罩等。

2. 使用前请详细阅读磁珠提取试剂盒使用说明（不同厂家不同磁珠的提取说明存在差异），严格按照使用说明书操作，临床样本的操作需在生物安全柜中进行。

3. 本方法所用试剂盒建议配合全自动磁珠核酸提取仪使用；使用前需对核酸提取仪进行紫外消毒。实验完毕用 75% 乙醇擦拭提取仪内部，并进行紫外消毒 15 分钟。

4. 提取结束后洗脱液中可能会存在微量磁珠残留，吸取洗脱液时应尽量避免吸入磁珠；不同批号的试剂若无特殊说明，请勿混合使用，并保证在有效期内使用该试剂。

5. 妥善处置所有样本及试剂材料，彻底清洗并消毒所有操作台面。

（段晓雷）

实验六　分光光度法测定核酸的浓度和纯度

【实验目的】

掌握分光光度法测定核酸的浓度和纯度的原理与方法。

【实验原理】

测定核酸浓度和纯度的方法通常有紫外分光光度法和琼脂糖凝胶电泳法。

紫外分光光度法是基于核酸碱基的紫外吸收特性，最大吸收波长为 250～270nm（腺嘌呤最大吸收波长为 260.5nm，鸟嘌呤为 276nm，胸腺嘧啶为 264.5nm，胞嘧啶为 267nm，尿嘧啶为 259nm），碱基与磷酸、戊糖形成核苷酸后其最大吸收峰不变，故核酸的最大吸收波长为 260nm。在 260nm 波长紫外线下，1 个吸光度值相当于双链 DNA 浓度为 50μg/ml，RNA 或单链 DNA 浓度为 40μg/ml，寡核苷酸单链浓度为 20μg/ml，以此可以计算核酸样品的浓度。

核酸的纯度也可以使用紫外分光光度法判定。通过测定在波长 260nm（核酸最大吸收峰）和 280nm（蛋白最大吸收峰）的紫外光下的吸光度值的比值（A_{260}/A_{280}）可以评估核酸的纯度。DNA 较纯样品的 A_{260}/A_{280} 应为 1.8～2.0，RNA 较纯样品的 A_{260}/A_{280} 应为 1.9～2.1。若比值偏低，提示有蛋白质污染或苯酚污染；若比值偏高，提示部分核酸降解。

从生物样本或临床样品中提取的核酸，需要首先确定其浓度和纯度，以便于后续实验。而分光光度法作为简单、快捷的核酸浓度和纯度测定方法，近年来被越来越多地使用。高纯度的 DNA 或 RNA 样品，有利于分子诊断检测实验的开展；过高浓度的核酸需要稀释，过低浓度的核酸样品则很难用于后续实验。

【实验仪器和材料】

1. 实验仪器　紫外分光光度计、微量加样器、石英比色皿。

2. 实验材料　待测 DNA 样品或 RNA 样品、EP 管、吸头。

3. 试剂　双蒸水或 DEPC 水。

【实验步骤】

1. 预热　紫外分光光度计预热 20 分钟。

2. 校正仪器　用 1ml 双蒸水或 DEPC 水校正零点。

3. 样品测定　吸取适量 DNA 样品或 RNA 样品，用水稀释，混匀后，转入石英比色皿中（如样品量很少，可选用 0.5ml 比色皿）；如果使用微量分光光度计，则只需要滴加 1.5~2μl，无需稀释，直接测定与读数。

4. 读取吸光度值　用紫外分光光度计在 260nm 和 280nm 处分别读出吸光度值。

【实验结果】

1. 核酸样品浓度计算

（1）双链 DNA 样品的浓度（μg/μl）$= A_{260} \times$ 核酸稀释倍数 $\times 50/1000$

$$= A_{260} \times (1000/5) \times 50/1000$$
$$= A_{260} \times 10$$

（2）单链 DNA 或 RNA 样品的浓度（μg/μl）$= A_{260} \times$ 核酸稀释倍数 $\times 40/1000$

$$= A_{260} \times (1000/4) \times 40/1000$$
$$= A_{260} \times 10$$

2. 核酸样品纯度分析

（1）DNA 纯度　$A_{260}/A_{280} = 1.8$。当 $A_{260}/A_{280} > 1.9$ 时，说明样品中 RNA 尚未除尽；当 $A_{260}/A_{280} < 1.6$ 时，说明有蛋白质和苯酚等污染。

（2）RNA 纯度　$1.7 < A_{260}/A_{280} < 2.0$。当 $A_{260}/A_{280} > 2.0$ 时，说明可能有 RNA 降解；当 $A_{260}/A_{280} < 1.7$ 时，说明可能有蛋白质或苯酚等物质的干扰。

【注意事项】

1. 紫外分光光度计在用前应预热 20 分钟。

2. 本法要求核酸样品是纯净的，无显著的苯酚、蛋白质、其他核酸及核苷酸或琼脂糖等污染。

3. 紫外分光光度法一般适用于浓度大于 0.25μg/ml 的核酸溶液。

4. 待测 DNA 最好溶于 TE 缓冲液中，4℃、−20℃ 或 −70℃ 保存；若要长期保存，可在 DNA 样品中加 1 滴三氯甲烷，以避免细菌及核酸酶的污染。RNA 溶于 0.3mmol/L 乙酸钠（pH 5.2）中，或溶于无菌水中贮存；长期保存则可以沉淀形式存于 −20℃ 乙醇中。

5. 测定时，石英比色皿需要进行润洗后再测定核酸样品。

（刘玉玲）

实验七　琼脂糖凝胶电泳检测 DNA

【实验目的】

掌握琼脂糖凝胶电泳检测 DNA 的原理与方法。

【实验原理】

琼脂糖凝胶电泳（agarose gel electrophoresis）是以琼脂糖作为支持介质的一种电泳技术。琼脂糖是从琼脂中提取的链状多糖，其结构单元是 D-半乳糖和 3,6-脱水-L-半乳糖。琼脂糖加热到沸点后再冷却凝固就形成良好的电泳介质。琼脂糖分子依靠氢键及其他力的作用使其互相盘绕形成绳状琼脂糖束，构成细微多孔的网状结构。低浓度的琼脂糖形成较大的孔径，而高浓度的琼脂糖形成较小的孔径。琼脂糖的孔径对电泳迁移中的带电分子产生一种阻力，阻力的大小取决于带电分子的大小及其物理性状。

DNA 分子中的磷酸基团和碱基是两性解离基团，在 pH 为 8.0～8.3 的缓冲液中，碱基几乎不解离，磷酸则全部解离，DNA 分子带负电荷，向正极移动。DNA 分子中的磷酸基团数目取决于 DNA 分子大小，因此 DNA 分子带电量与其分子大小成正比。以琼脂糖为介质的电泳中，不同的 DNA 分子因其分子质量及分子构象不同，在同一电场的迁移速率不同，从而达到分离核酸片段且检测其质量的目的。不同琼脂糖浓度与分辨 DNA 大小范围的关系见表 7-1。

表 7-1　琼脂糖凝胶浓度与 DNA 分子的有效分离范围

琼脂糖含量	线状 DNA 分子的有效分离范围
0.3%	5.0～60kb
0.6%	1.0～20kb
0.7%	0.8～10kb
0.9%	0.5～7kb
1.2%	0.4～6kb
1.5%	0.2～3kb
2.0%	0.1～2kb

【实验仪器和材料】

1. 实验仪器　稳压稳流电泳仪、水平凝胶电泳槽、紫外检测仪或凝胶成像系统、电子天平、微量移液器。

2. 实验材料　待测 DNA 样品、EP 管。

3. 试剂

（1）琼脂糖（电泳级）。

（2）TAE 缓冲液贮存液（50×TAE）：每升溶液中含 242g Tris、57.1ml 冰醋酸、100ml 0.5mol/L EDTA（pH 8.0）。工作液为 1×TAE。

（3）6×上样缓冲液：0.25% 溴酚蓝、0.25% 二甲苯青、30% 甘油溶液，4℃储存备用。

（4）1.0% 琼脂糖凝胶：向 100ml 1×TAE 中加入 1g 琼脂糖加热溶解后制胶。

（5）10mg/ml EB：取 200mg EB，加 20ml 双蒸水，用磁力搅拌器搅拌数小时至完全溶解，装入棕色试剂瓶，用铝箔或黑纸包裹，4℃保存（EB 是一种强烈诱变剂和毒性物质，操作时必须戴手套，避免直接接触和吸入）。

（6）DNA 标准品。

【实验步骤】

1. 准备小平板电泳槽，取出合适的制胶板放入制胶槽中，插上点样梳。

2. 将 1.0% 琼脂糖凝胶加热，使之熔化，冷却至 60℃后加入 EB 贮存液至终浓度为 0.5μg/ml，混匀。

3. 将琼脂糖凝胶趁热倒入平板 3～5mm 厚，静置 40 分钟让其自然凝固（不可将未经冷却的高温琼脂糖凝胶倒入平板，以免造成漏胶）。

4. 将凝胶随制胶板一起放入加有足量的 1×TAE 液的电泳槽中（缓冲液浸没过凝胶面 2～3mm），加样孔端在负极，小心垂直拔出点样梳。

5. 取适量 DNA 样品与 1/5 样品体积的 6×上样缓冲液混合，用微量加样器将 DNA 标准品、DNA 样品按顺序依次小心加入样品孔内（加样时，切勿碰坏加样孔周围的凝胶）。

6. 上样端接负极，另一端接正极，接通电源，以 5V/cm 的电压电泳 30～60 分钟（溴酚蓝条带距离凝胶末端 1cm 以内）。

7. 电泳结束后，取出凝胶置透明薄膜上，在紫外灯下观察电泳结果或在紫外凝胶分析系统中成像观察结果。观察泳道是否有荧光带出现，并与扩增时所设的阳性对照比较，对结果进行分析。

【实验结果】

观察琼脂糖凝胶电泳图中 DNA 样品的位置、粗细及亮度，并与 DNA 标准品电泳条带比较，可以粗略估计 DNA 样品的分子量、浓度范围和 DNA 分子的完整性。图 7-1 中显示样品 DNA 的大小为 472bp，其大小接近于 DNA 标准品 500bp 的位置，且根据其亮度可以估计出样品 2 的浓度低于样品 1 和样品 3 的浓度；样品 DNA 电泳条带边缘清晰不拖尾，表明样品 DNA 纯度很好且完整性很好。

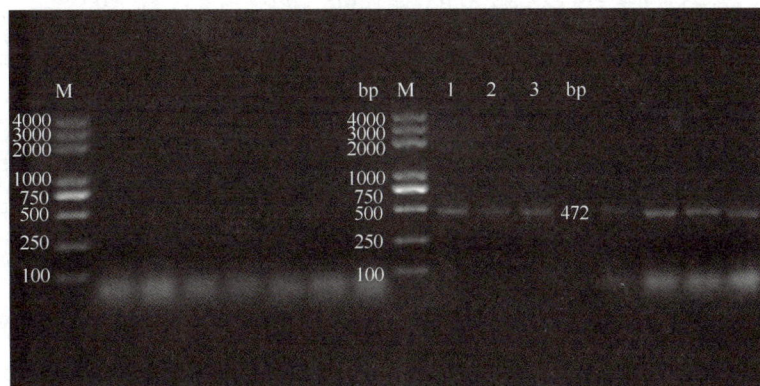

图 7-1　琼脂糖凝胶电泳检测 DNA 图
M 为 4000bp DNA 分子量标准品，1、2、3 均为 DNA 样品

【注意事项】

1. DNA 染料 EB 有强烈致癌性，琼脂糖凝胶电泳操作全过程都应戴手套，如不小心接触凝胶或电泳缓冲液等，应立即用自来水冲洗。用 SYBR Green 作 DNA 染料可避免这一问题。

2. 琼脂糖凝胶电泳分离 DNA 片段时，应采用不同浓度的琼脂糖凝胶，一般用 1.0% 琼脂糖凝胶，如果 DNA 分子很小，增加琼脂糖含量则分离效果更好。

3. 上样过程要小心，不能刮烂样孔，也不能扎穿孔底部，否则影响观察。

4. 琼脂糖溶液在加热时至溶液中颗粒溶解即可，不可加热太长时间，以免溶液沸腾溢出。

5. 倒胶时不可晃动制胶槽，避免产生气泡，若有气泡，可用枪头戳破气泡。

（刘玉玲）

实验八　变性聚丙烯酰胺凝胶电泳检测单链 RNA

【实验目的】

掌握变性聚丙烯酰胺凝胶电泳检测单链 RNA 的原理与方法。

【实验原理】

变性聚丙烯酰胺凝胶电泳是指丙烯酰胺在抑制核酸碱基配对的变性剂（如甲酰胺、尿素）存在的条件下发生聚合，变性的核酸在此类凝胶中可保持单链状态并以线性分子的形式迁移，其迁移率与分子大小的常用对数成反比，而与其碱基组成及序列几乎完全无关。变性聚丙烯酰胺凝胶电泳可用于单链 DNA 片段（如 DNA 探针、S1 核酸酶消化产物及 DNA 测序产物）或 RNA 的分离纯化及分析。实验时需根据待测 DNA 或 RNA 片段的大小配制适当浓度的丙烯酰胺溶液，见表 8－1。

表 8－1　不同浓度聚丙烯酰胺凝胶的分辨范围

丙烯酰胺含量	核苷酸大小
20% ~ 30%	2 ~ 8bp
15% ~ 20%	8 ~ 25bp
13% ~ 15%	15 ~ 35bp
10% ~ 13%	35 ~ 45bp
8% ~ 10%	45 ~ 70bp
6% ~ 8%	70 ~ 300bp

【实验仪器和材料】

1. **实验仪器**　稳压稳流电泳仪、垂直电泳槽、手提式紫外灯（260nm）或凝胶成像系统、电子天平、水浴箱、玻璃板、垫片、点样梳、微量移液器、弯头吸管。

2. **实验材料**　待测 RNA 样品、EP 管、吸头。

3. **试剂**

（1）45% 丙烯酰胺贮存液：将 434g 丙烯酰胺单体和 16g N,N'－亚甲基双丙烯酰胺加至 600ml 双蒸水中，37℃加热至完全溶解，用双蒸水补足体积至 1000ml（pH 7.0），硝酸纤维素膜过滤，棕色瓶室温贮存（可稳定保存两个月）。

（2）KOH－甲醇溶液：将 5g KOH 加到 100ml 甲醇中，于玻璃瓶中密闭保存。

（3）10 × TBE（Tris－Borate－EDTA）电泳缓冲液：54g Tris、27.5g 硼酸、20ml 0.5mol/L EDTA （pH 8.0）加入 450ml 蒸馏水溶解后，加水定容至 500ml。用前稀释 10 倍。

（4）不含染料的甲酰胺上样缓冲液：10mmol/L EDTA（pH 8.0），800g/L 去离子化甲酰胺。

（5）含染料的甲酰胺上样缓冲液：甲酰胺上样缓冲液与染料水溶液（0.05% 溴酚蓝和 0.05% 二甲苯青）1∶1 混合。

（6）四甲基乙二胺（TEMED）：4℃贮存。

（7）无水乙醇。

（8）1.6% 过硫酸铵（AP）溶液。

（9）尿素。

（10）核酸染液 [溴化乙啶（EB）]。

【实验步骤】

1. 聚丙烯酰胺凝胶板的制备　清洗玻璃板和垫片，必要时用 KOH-甲醇溶液去除旧污渍，然后依次用自来水和双蒸水彻底冲洗，再用无水乙醇洗去水印，晾干备用。临用前在两块制胶玻璃板中间放上垫片，放上制胶架，拧紧制胶螺丝夹紧玻璃板（注意玻璃板的两边及底部必须封紧，防止凝胶液漏出）。

2. 制胶

（1）根据待分离 RNA 的大小配制适当浓度的丙烯酰胺凝胶溶液，见表 8 - 2。混匀所有试剂，55℃水浴加热 3 分钟，促进尿素溶解。

表 8 - 2　不同浓度变性聚丙烯酰胺凝胶溶液配方

单位：ml

成分	4% 凝胶	6% 凝胶	8% 凝胶	10% 凝胶
45% 丙烯酰胺溶液	8.9	13.3	17.8	22.2
10×TBE 电泳缓冲液	10	10	10	10
双蒸水	45.8	41.4	36.8	32.5
尿素	42	42	42	42

（2）从水浴箱中取出凝胶溶液，冷却至室温，然后加双蒸水至 100ml，抽真空以除去溶液中的气体。

（3）加入 3.3ml 新配的 1.6% AP 溶液，混匀。

（4）加 50μl TEMED，旋转混匀。

3. 灌胶

（1）用微量移液器将丙烯酰胺凝胶溶液注入两块玻璃板间的空隙，注意不要有气泡及渗漏（电泳时核酸遇到气泡会绕道，挤压旁边泳道导致条带变形）。

（2）立即插入点样梳，梳齿下不要留有气泡。

（3）室温放置 30~60 分钟待凝胶完全聚合，此时在梳子下方可见一条折射率不同的纹线。

（4）取出梳子，用水彻底冲洗加样孔中残留的凝胶（梳孔残留的丙烯酰胺凝胶会在加样孔中聚合而产生不规则的表面，导致电泳条带的变形）。

4. 电泳

（1）将凝胶板放入电泳槽中固定，带凹口的玻璃板朝里。用 1×TBE 电泳缓冲液将电泳仪的上、下槽加满，用弯头吸管吸出凝胶底部气泡，再用 1×TBE 缓冲液冲洗加样孔，去除多余的聚丙烯酰胺和尿素。

（2）将电极与电泳仪相连，开启电源开关。在 50~70W 恒定功率下预电泳约 45 分钟，此时凝胶温度可达到 45～50℃。断开电源，拆开电极。用 1×TBE 缓冲液冲洗加样孔。

（3）在核酸样品中加入等体积不含染料的甲酰胺上样缓冲液，混匀，90℃加热 3 分钟，以消除核酸的二级结构，用微量移液器加样。取 5μl 含染料的甲酰胺上样缓冲液加到一个空白加样孔中。

（4）接通电源，1500V 恒压电泳，至核酸移至凝胶的 2/3 处，停止电泳。

5. 染色 电泳结束后，将凝胶取出放置于干净的玻璃培养皿中，用 DEPC 水清洗 1 分钟，然后加入适量核酸染料染色 15 分钟，用 DEPC 水清洗 3 次，每次 3 分钟，将其放置在凝胶成像仪中观察染色结果。

【实验结果】

在凝胶成像仪的紫外照射下，直接可以观察到 RNA 条带的橘红色荧光，通过观察 RNA 的位置和亮度，可以估计 RNA 的大小、纯度以及其完整性。

【注意事项】

1. 丙烯酰胺是强神经毒素，可经皮肤吸收，其毒性具累积性。称取丙烯酰胺及亚甲基双丙烯酰胺粉末时，需戴上手套及防护面具并在通风橱内操作。

2. 清洗玻璃板时应戴手套或拿取玻璃板边缘部分，避免手上油渍残留在玻璃板上使凝胶中产生气泡。

3. 务必使用同一批次的电泳缓冲液。pH 或离子强度的微小差异会形成缓冲液前沿，使核酸片段的迁移发生扭曲。

4. 从凝胶中取出点样梳时，要立即彻底清洗加样孔，否则梳子所留下的少量丙烯酰胺会进入加样孔而影响电泳结果。

（刘玉玲）

第二章　分子杂交及芯片技术

核酸分子杂交技术是核酸研究中最基本的实验技术，是基于互补核酸序列在一定条件下通过碱基配对可形成稳定的杂合双链核酸分子的原理。核酸分子杂交技术的基本策略是用一段序列已知的核苷酸单链作探针与待测标本中的核苷酸序列杂交，从而检测待测标本中的特定序列。由于核酸分子杂交技术的高灵敏性和高特异性，已被广泛应用于基因克隆的筛选、酶切图谱的制作、基因序列的定量和定性分析及基因突变的检测等方面。

核酸分子杂交技术根据杂交环境的不同可分为固相杂交和液相杂交两大类。固相杂交是将参与反应的一条核酸链固定在固体支持物上，另一条核酸链游离在溶液中。固相杂交包括菌落杂交、斑点（狭缝）杂交、Southern 印迹杂交和 Northern 印迹杂交、原位杂交等。液相杂交芯片是利用悬浮在液相中的微珠作为固定探针的支持物，与待测样本中的核酸链进行杂交。

本章重点介绍斑点杂交、荧光原位杂交和液相杂交芯片的基本原理、操作方法和注意事项。

实验九　反向斑点杂交

【实验目的】

掌握反向斑点杂交检测 β 珠蛋白基因突变的原理与方法。

【实验原理】

斑点杂交是将待测 DNA 或 RNA 变性后点样于硝酸纤维素膜或尼龙膜上，与特定的探针进行杂交，根据探针所带的标记进行检测的方法。"反向"斑点杂交则是将特定的探针预先点样于膜上，与待测样本的 DNA 片段进行杂交。这些 DNA 片段通常由 DNA 模板经体外 PCR 特异性扩增获得，在 PCR 扩增的同时对目的核酸进行生物素标记，当待测 DNA 片段与特定的探针结合后，通过链霉亲和素辣根过氧化物酶（或链霉亲和素碱性磷酸酶等）催化其相应显色底物产生的显色反应，可对杂交信号进行检测。

反向斑点杂交使用预先优化并固定在膜上的寡核苷酸探针，便于生产成商品化试剂用于临床检测。PCR-反向斑点杂交，可通过一次杂交反应检出同一样品中多个潜在的点突变，快速、简便，目前已广泛应用于病原体基因分型、单基因遗传病的分子诊断等方面。

本实验采用 PCR 结合寡核苷酸探针反向斑点杂交法，对全血基因组 DNA 样本进行 β 珠蛋白基因突变检测。β 珠蛋白基因突变导致的 β 珠蛋白生成障碍，是 β 地中海贫血（以下简称 β 地贫）的致病机制。

【实验仪器和材料】

1. 实验仪器　PCR 扩增仪、分子杂交仪、低温高速离心机、超纯水装置、微量移液器等。

2. 实验材料　吸头、EP 管、200μl PCR 反应管、冰浴盒、塑料加盖离心管（15ml、50ml）、镊子、中性笔等。

3. 试剂

（1）人全血基因组 DNA 提取试剂及配制见实验一。

（2）PCR 引物：所参考序列的 GenBank 号为 NC_000011.10。

一区上游引物序列：5′生物素–AACTCCTAAGCCAGTGCCAGAAGA–3′

一区下游引物序列：5′生物素–TCATTCGTCTGTTTCCCATTCTAAAC–3′

二区上游引物序列：5′生物素–CATGCCTCTTTGCACCATTCT–3′

二区下游引物序列：5′生物素–CACTGACCTCCCACATTCCCTTTT–3′

一区扩增产物长度：774bp

二区扩增产物长度：574bp

（3）10×PCR 缓冲液。

（4）dNTPs 混合液。

（5）*Taq* DNA 聚合酶。

（6）超纯水或双蒸水。

（7）琼脂糖凝胶电泳试剂及配制见实验七。

（8）杂交及检测用试剂：杂交膜条需从试剂公司购买，溶液Ⅰ～Ⅴ通常为试剂盒配套。

1）固定了不同类型 β 珠蛋白基因突变探针/正常对照探针的膜条　通常对探针末端进行氨基化，探针末端的氨基与活化尼龙膜上的羧基形成共价结合，可将探针固定在膜上。

2）溶液Ⅰ　杂交液（含 SDS 等）。

3）溶液Ⅱ　洗膜液（含 SDS 等）。

4）溶液Ⅲ　酶液（含链霉亲和素碱性磷酸酶，或含链霉亲和素辣根过氧化物酶）。

5）溶液Ⅳ　洗液。即缓冲液，可含聚氧乙烯失水山梨醇单月桂酸酯（Tween 20）等。

6）溶液Ⅴ　显色液。碱性磷酸酶的显色底物常用氯化硝基四氮唑蓝/5–溴–4–氯–3–吲哚基–磷酸盐（NBT/BCIP），辣根过氧化物酶的显色底物常用 3,3′,5,5′–四甲基联苯胺（TMB）和 30% 过氧化氢。

【实验步骤】

1. DNA 模板的制备　无菌采集成人 EDTA 抗凝静脉血 2～3ml，参照实验一配制核酸提取试剂并制备外周血白细胞 DNA 模版。

2. 配制 PCR 反应体系　取多个 200μl PCR 反应管做好标记，冰浴条件下配制以下反应体系（表 9–1，可根据预实验调整最适浓度），混匀并短暂离心。

表 9–1　50μl PCR 反应体系配制

组分	含量或浓度
模板 DNA	0.2～1μg
Taq DNA 聚合酶	2U
10×PCR 缓冲液	5μl
dNTPs	0.3mmol/L
混合引物	0.2μmol/L
加水至	50μl

3. PCR 反应　将配制好的反应体系放置在 PCR 扩增仪上进行扩增，参数如下：95℃预变性 5 分钟；主循环 95℃变性 30 秒，60℃退火 30 秒，72℃延伸 30 秒，循环 35 次；72℃延伸 5 分钟。

4. PCR 产物鉴定　参照实验七，使用琼脂糖凝胶电泳检测扩增后的 DNA 产物。

5. 产物变性 将 PCR 产物 95℃变性 5 分钟，立即置于冰盒中放置 2 分钟以上。具体变性方式需根据膜条试剂说明书操作，有些试剂盒采用将 PCR 产物和膜条在杂交液中共同沸水浴加热 10 分钟的方式使 PCR 产物变性。

6. 杂交 取杂交管（15ml 塑料加盖离心管）编号，加入待测样品的 PCR 扩增产物、一张做好标记的膜条和 6ml 预热至 43℃的溶液 I，在分子杂交仪上 43℃杂交 1 小时左右，可根据预实验的结果，适当缩短或延长杂交时间。

7. 洗膜 取 45ml 溶液 II 置于 50ml 塑料加盖离心管中，预热至 43℃，将杂交好的膜条放入溶液 II 中，43℃轻摇 15 分钟后取出。

8. 加酶液 吸取 20ml 溶液 III 装入塑料加盖离心管，浸入膜条，室温浸泡 30 分钟。

9. 洗膜 室温条件下，用溶液 IV 洗膜 2～3 次，每次 5 分钟。可根据膜条试剂说明书，调整洗膜步骤。

10. 显色 加入溶液 V，显色反应 5 分钟。吸取超纯水冲洗膜，用镊子取出杂交膜并放在吸水纸上吸干水分。

11. 结果判定 根据膜条说明书上的探针排列顺序和显色反应结果进行判定。

【实验结果】

1. 结果判读示例 结果如图 9-1 所示。根据试剂盒膜条说明书的探针排列顺序，结合各探针杂交反应的结果（阳性反应在肉眼观察时呈现清晰的蓝色圆形斑点，在图 9-1 中显示为灰色），来判断待测样本的 β 珠蛋白基因是否发生相应的突变，N 表示突变位点正常探针，M 表示突变探针。作为示例，图中只显示了部分突变。

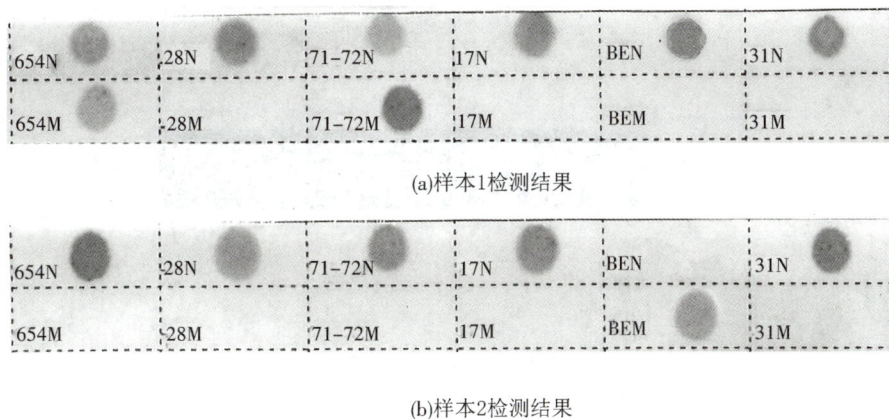

(a)样本1检测结果

(b)样本2检测结果

图 9-1 两例样本 β 珠蛋白基因变异检测结果

注：N 表示突变位点正常探针，M 表示突变探针。

突变（M）探针所代表的 β 珠蛋白基因变异名称如下。

654M：IVS-II-654（C>T）（HGVS 命名为 HBB：c.316-197C>T）；

-28M：-28（A>G）（HGVS 命名为 HBB：c.-78A>G）；

71-72M：Codons 71/72（+A）（HGVS 命名为 HBB：c.216_217 ins A）；

17M：Codon 17（A>T）（HGVS 命名为 HBB：c.52A>T）；

BEM：Hb E 或称 βE、Condon 26（G>A）（HGVS 命名为 HBB：c.79G>A）；

31M：Codon 31（-C）（HGVS 命名为 HBB：c.94delC）。

膜条上各探针标识使用简写，非规范表述，不能用于报告结果。

2. 判断结果有效性 如果某变异类型的正常探针和突变探针均未出现斑点，或一张膜条上出现3个及以上突变位点呈阳性反应，需要考虑实验是否出现了假阴性或假阳性的情况，应该从试剂质量及实验操作过程等方面排查原因并重新进行检测。

3. 结果分析及报告 应参考人类基因组变异协会（human gemone variation society，HGVS）等的命名，使用规范的变异名称进行报告，同时应该对发现的变异检测结果进行分析说明。

对图 9－1 中两例样本结果的分析如下。样本 1 同时检出了两个 β 珠蛋白基因位点突变，分别是 IVS－Ⅱ-654（C＞T）（HGVS 命名为 HBB：c.316-197C＞T，报告中可备注：变异类型属于 β^+）和 Codons 71／72（＋A）（HGVS 命名为 HBB：c.216_217 ins A，报告中可备注：变异类型属于 β^0），根据现有信息可初步推测患者属于 β 地贫突变复合杂合子（β^+/β^0），其表型属于中间型 β 地贫。但中间型 β 地贫的分子基础较复杂，除 β 珠蛋白基因型以外，还存在其他影响 β 地贫表型的遗传学因素，因此应结合其他检测结果综合分析。样本 2 检出的基因变异为 Hb E 或称 βE、Condon 26（G＞A）（HGVS 命名为 HBB：c.79G＞A，变异类型属于 Hb E，亦即 β^+/β^+）。由于该位点对应的正常探针无信号，因此判断该样本为 β 珠蛋白基因 βE 突变纯合子。

【注意事项】

1. 采用加热 PCR 产物的方式使其变性后，应立即置于冰浴中，在后续从冰浴中取出 PCR 产物进行加样的过程中，不能握持 PCR 反应管下方的位置，以免温度上升造成已变性的 PCR 产物复性。

2. 使用显色液（溶液Ⅴ）时，需戴手套在通风良好处操作，避免吸入和接触皮肤、眼睛或衣物。

3. 室温低于 20℃时，溶液Ⅰ和Ⅱ中的 SDS 可能结晶析出，使用前可通过温浴使其溶解。

4. 杂交的全过程中，应使用镊子夹取膜条边角，避免用手接触膜条。

（陈 茶）

实验十　荧光原位杂交

【实验目的】

掌握荧光原位杂交检测 *BCR∷ABL* 融合基因的原理与方法。

【实验原理】

荧光原位杂交（fluorescence *in situ* hybridization，FISH）是一种利用非放射性的荧光信号对原位杂交样本进行检测的技术。该技术通过荧光标记的探针与待测标本的核酸进行原位杂交，在荧光显微镜下对荧光信号进行辨别和计数，从而对染色体或基因异常的细胞、组织标本进行检测和诊断。实验过程一般包括样本的制备和预处理、探针的制备、探针标记、探针变性、杂交、荧光显微镜检测和结果分析等步骤。

与传统的放射性标记原位杂交相比，荧光原位杂交具有快速、检测信号强、杂交特异性高和可以多重染色等特点，常应用于细胞、组织样本中异常染色体或基因的检测，适用于多种样本，如全血、成纤维细胞或骨髓的间期细胞和中期细胞等，产前诊断常用羊水细胞、绒毛膜的绒毛细胞等。

本实验采用荧光原位杂交技术进行外周血或骨髓细胞的 *BCR∷ABL* 融合基因检测，主要用于白血病诊断、治疗监测、预后评估和微小残留病灶检测等。

【实验仪器和材料】

1. 实验仪器　恒温水浴箱、变性热台、37℃恒温培养箱、离心机、荧光显微镜、微量移液器等。

2. 实验材料　FISH 分析软件、5ml 离心管、吸管、玻片及盒子等。

3. 试剂

（1）探针液：包含带有绿色荧光的 *BCR* 探针和带有红色荧光的 *ABL* 探针，从试剂公司购买。

（2）20×SSC 溶液。

（3）2×SSC 溶液与 0.4×SSC 溶液：分别由双蒸水稀释 20×SSC 溶液配制。

（4）洗液Ⅰ：0.4×SSC、0.3% NP-40。

（5）洗液Ⅱ：2×SSC、0.1% NP-40。

（6）4′,6-脒基-2-苯基吲哚（4′,6-diamidino-2-phenylindole，DAPI）：从试剂公司购买，通常含有抗荧光衰减封片剂（antifade）。

（7）固定液Ⅰ：乙酸与甲醇以 1∶3 混合。

（8）0.075% KCl 溶液。

【实验步骤】

1. 实验前细胞处理

（1）取 2~3ml 肝素钠抗凝外周血或骨髓 1500r/min 离心 5 分钟，去除上清液，留取细胞沉淀。

（2）加入 5~10ml 0.075% KCl，用吸管吹打混匀。

（3）放入 37℃水浴箱低渗 30 分钟。

（4）取出后加入 10~15ml 固定液Ⅰ，吹打混匀，1500r/min 离心 5 分钟。

（5）小心去除上清液，加入 5~10ml 固定液Ⅰ吹打混匀，静置 10 分钟后，1500r/min 离心 5 分钟。

（6）去除上清液，加固定液Ⅰ，1500r/min 离心 5 分钟。

2. 玻片准备

（1）滴制备好的细胞样本到载玻片上。

（2）在 2×SSC 溶液中浸泡 2 分钟。

（3）依次在 70%、85%、100% 的乙醇中浸泡 2 分钟。

3. 预变性　将 10μl 探针液滴到标本玻片上，小心盖上盖玻片，用封片胶完全封片。

4. 变性　将封好的玻片放在 75℃±1℃的热台上变性 5 分钟。

5. 杂交　将玻片置于避光潮湿（加入湿纱布或海绵）的盒子中，放入 37℃±1℃恒温培养箱过夜杂交。

6. 洗片

（1）小心去掉盖玻片和封片胶。

（2）在 75℃±1℃的水浴箱中，把玻片浸泡在洗液Ⅰ中 2 分钟。

（3）晾干玻片，然后在洗液Ⅱ中浸泡 30 秒。

（4）晾干，加 10μl 的 DAPI（含 antifade）到玻片上。

（5）盖上盖玻片，避光放置 10 分钟。

（6）用荧光显微镜观察。

【实验结果】

1. 结果有效性判断　荧光原位杂交用于临床检测时，在观察待测样本结果之前首先要确保质控品检测结果符合预期。整张玻片本底过高，可能是由于杂交时间过长或 DNA 量不足。探针浓度较低、变性时间不足、杂交液未混匀或洗片不充分等均可能导致局部本底过高。如果杂交信号不明确，或者分析的细胞数目不足，则需要在分析原因并纠正之后重新进行实验。

2. 图像结果分析　$BCR::ABL$ 融合基因对应的染色体易位 t（9;22）（q34;q11）是非常复杂的易位类型。1G（绿色荧光点）1R（红色荧光点）2F（黄色融合荧光点）为最典型的信号类型，其他不典型的阳性信号类型在临床上也很常见，且同一样本可能会出现几种阳性信号类型（彩图5），报告时要计数各阳性信号类型的比例并与实验室建立的阈值比较。在典型阳性信号数稍高于阴性阈值时，判定结果需慎重，可增加计数并结合其他方法综合判断。

【注意事项】

1. 标本要尽可能新鲜，固定时间要严格控制，固定时间取决于固定剂的种类和组织/细胞对固定剂的通透性。

2. 探针的长度与浓度、杂交反应的温度和时间、组织或细胞通透性等都会影响杂交的效率。

3. 玻片和盖玻片应清洁。为避免组织或细胞从玻片上脱落，常将铬矾－明胶液、多聚赖氨酸等黏附剂预先涂抹在玻片上，干燥后使用。

4. 杂交后的漂洗是原位杂交的重要步骤，多数杂交是在低严格度的条件下进行的。洗涤的条件包括盐溶液浓度、温度、洗涤次数和时间，一般遵循的原则是盐溶液的浓度由高到低，温度由低到高。在洗涤过程中，切勿使玻片干燥，否则会增加背景染色。

（陈　茶）

实验十一　液相杂交芯片

【实验目的】

掌握液相杂交芯片检测人 $HLA-DRB1$ 基因位点型别的原理与方法。

【实验原理】

液相杂交芯片是基于反向杂交原理的技术，其原理是将序列特异性寡核苷酸探针包被于悬浮在液相中的微珠上，待测核酸在 PCR 扩增时进行生物素标记，然后经过杂交、洗涤、"链霉亲和素-荧光素"染色等过程，此时与微珠上探针结合并形成杂化双链的待测目的核酸，通过生物素-链霉亲和素的结合获得了荧光素标记，用流式点阵仪检测荧光信号即可判断杂交结果。

编码人类白细胞抗原（human leucocyte antigen，HLA）的基因系统是迄今发现的多态性最高的基因系统之一。人 HLA 各基因位点的型别鉴定是匹配器官供者的必需步骤，提高器官移植供者和受者之间 $HLA-A$、$HLA-B$、$HLA-C$、$DRB1$、$DQB1$、$DPB1$ 等位点等位基因的匹配程度是减少排斥反应的关键因素。

液相杂交芯片商品化试剂盒（流式微珠法）提供了用于检测 *HLA* 不同位点基因型的试剂。液相杂交芯片还可广泛用于病原体基因型别鉴定和单基因遗传病突变位点分析等。本实验以 *HLA-DRB1* 位点的检测为例。

【实验仪器和材料】

1. 实验仪器　流式点阵仪、低温高速离心机、PCR 扩增仪、微量移液器等。

2. 实验材料　EP 管、吸头、200μl PCR 反应管等。

3. 试剂

（1）人全血基因组 DNA 提取试剂准备及其配制方法见实验一。

（2）PCR 引物：参考国际免疫遗传学数据库（international immunogenetics information system，IMGT）中 *HLA-DRB1*＊*01:01:01* 序列信息，网址 http://www.ebi.ac.uk/ipd/imgt/hla。

上游引物序列：5′生物素-CCGGATCCTTCGTGTCCCCACAGCACG-3′

下游引物序列：5′生物素-TCGCCGCTGCACTGTGAAG-3′

扩增产物长度：292bp

（3）1×PCR 缓冲液和 dNTPs 的混合液。

（4）*Taq* DNA 聚合酶。

（5）杂交及检测用试剂：需从试剂公司购买，各溶液为试剂盒配套。

1）固定了 *HLA-DRB1* 基因不同亚型的序列特异性探针、*HLA-DRB1* 位点阴性对照探针、阳性对照探针等的微珠。

2）溶液Ⅰ：变性缓冲液（碱性溶液）。

3）溶液Ⅱ：中和缓冲液（酸性溶液）。

4）溶液Ⅲ：杂交缓冲液，用于稀释微珠。

5）溶液Ⅳ：洗脱缓冲液。

6）溶液Ⅴ：染液，含链霉亲和素藻红蛋白（P-phycoerythrin，PE）。使用前用染液缓冲液稀释。

【实验步骤】

1. DNA 模板的制备　无菌采集成人 EDTA 抗凝静脉血 2～3ml，参照实验一配制核酸提取试剂并制备外周血白细胞 DNA 模版，调整浓度至约 20ng/μl。该步骤为关键步骤。

2. 配制 PCR 反应体系　取多个 200μl PCR 反应管，做好标记，配制反应体系（表 11-1，可根据预实验调整最适浓度），混匀并短暂离心。

表 11-1　10μl PCR 反应体系配制

组分	含量或浓度
模板 DNA	约 40ng
Taq DNA 聚合酶	0.5U
1×PCR 缓冲液和 dNTPs 的混合液	6.9μl
混合引物	2μl
加水至	10μl

3. PCR 反应　将配制好的上述反应体系在 PCR 扩增仪上扩增，参数如下：96℃预变性 3 分钟；循环①为 96℃变性 20 秒，60℃退火 20 秒，72℃延伸 20 秒，循环 5 次；循环②为 96℃变性 10 秒，

60℃退火 15 秒，72℃延伸 20 秒，循环 30 次。循环①和循环②依序进行，最后在 72℃延伸 10 分钟。

4. 产物变性　在 2.5μl 的 PCR 扩增产物中加入 1.5μl 溶液 I 变性 10 分钟，然后加入 3μl 溶液 II 进行中和。也可根据微珠试剂的说明书，采用将 PCR 产物与微珠的混合物用 PCR 扩增仪共同在 97℃加热 2 分钟的方式使 PCR 产物变性。

5. 杂交　在 17μl 溶液 III 中加入 2μl 微珠，然后加入上述已变性的 PCR 产物，在 PCR 扩增仪上 60℃杂交 15 分钟。

6. 洗脱　加入 60μl 溶液 IV，1000~1300r/min 离心 5 分钟，甩掉洗脱缓冲液。重复该步骤 3 次。可根据微珠试剂说明书，调整洗脱步骤。

7. 染色　在最后一次洗脱离心时，用染液缓冲液将溶液 V 稀释 100 倍，避光存放备用。洗脱结束甩掉洗脱缓冲液后，在沉淀物中加入稀释好的染液 25μl，置于 PCR 扩增仪上 60℃加热 5 分钟，然后立即加入 60μl 溶液 IV，同步骤 6 的方法洗脱一次后，再次加入 60μl 溶液 IV，混匀后转移至检测板。可根据微珠试剂说明书，对步骤进行调整。

8. 流式点阵仪检测及结果分析　按照仪器及软件操作说明书进行。在使用流式荧光点阵仪进行检测时，每个微珠根据其大小和自身荧光特征（与所携带探针以及是否与目的 DNA 片段杂交无关）可进行区分，利用这两个特征可以展示出微珠分布。在检测时，仪器采集到的各微珠个数体现为各微珠上的散点状信号。

【实验结果】

1. 软件分析　所使用的试剂盒均有配套分析软件，可以根据各微珠所包被探针的序列和流式点阵仪的检测信息，分析出某样本某 *HLA* 位点的型别，检测分辨率与试剂盒所使用微珠的数量和探针特征等均有关系。检测结果则与试剂质量以及实验操作全过程密切相关。进行结果分析时，阴性对照和阳性对照的结果必须在说明书规定的范围内，否则检测结果无效。

图 11-1 是某样本某 *HLA* 位点的检测结果分析界面之一，显示的是所有微珠荧光反应结果的全貌。不同品牌试剂用于判断各微珠反应阴阳性结果的方法不尽相同。计算各微珠的阳性值百分比是其中一种方法，具体计算方式为：首先计算微珠荧光强度占阳性对照微珠荧光强度的百分比（%）（在图 11-1 中用纵坐标表示，纵坐标显示最大值设置为 100），然后再将该百分比与该微珠反应阴阳性结果判断的临界值进行比较，大于临界值的为阳性，小于临界值的为阴性。注意在计算比例时，需先减去阴性对照微珠荧光强度。

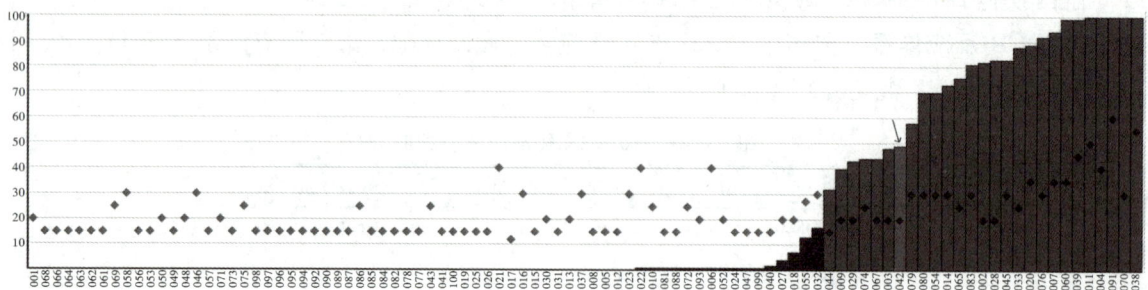

图 11-1　流式微珠法检测时各微珠阳性值百分比与临界值示意图

图中纵坐标为各微珠的阳性值百分比，横坐标为各微珠编号，从左至右依次按各微珠阳性值百分比数值从小到大的顺序排列。灰色菱形点表示该微珠反应阴阳性结果判断的临界值。右侧浅灰色条带是判为阳性（阳性值百分比大于临界值）的微珠；深灰色条带及其左侧的微珠，是阳性值百分比小于临界值，结果判为阴性的微珠。箭头标记的条带为软件分析时，当前所选定的正显示详细信息的微珠。

2. 基因频率分析 通过软件获得分析结果后，还需要将分析结果与中华骨髓库的中国人群 *HLA* 位点常见的等位基因分布及频率数据进行比较，以排除可能的错误分型结果。

【注意事项】

1. DNA 模板质量和浓度对杂交结果影响较大。

2. 如果采用加入变性缓冲液和中和缓冲液的方式使 PCR 产物变性，在加入中和缓冲液后需观察 PCR 产物的颜色，必要时稍增加中和缓冲液的量至产物呈现无色，此时产物液的 pH 才呈中性。

3. 微珠不可反复冻融。微珠试剂和染液试剂均需避光保存，各微珠通过自身携带的荧光标记与其他微珠进行区分。

4. 洗脱过程需注意，不可将微珠甩出。

5. 染色时间延长会导致微珠荧光值过高，不利于结果分析。

（陈 茶）

第三章　核酸扩增技术

聚合酶链反应（polymerase chain reaction，PCR）是一种对特定DNA分子进行体外扩增的技术，该技术能特异地扩增目的DNA，具有快速、简便、特异、敏感、产率高、重复性好和易自动化等优点。PCR技术通过体外扩增，可将目的基因片段放大百万倍，从而极大地提高核酸分子的检测灵敏度。PCR技术是分子生物学技术的一项重大突破，广泛应用于基因克隆、序列分析、基因表达调控和基因多态性研究等方面。

PCR技术基本原理：在待扩增DNA（模板DNA）、引物和4种脱氧核糖核苷三磷酸（deoxyribonucleoside triphosphates，dNTPs）以及含Mg^{2+}的反应缓冲液存在的条件下，依赖耐高温的 Taq DNA聚合酶的酶促合成反应。以待扩增的DNA为模板，以与模板正链和负链末端互补的两种寡核苷酸为引物，经过模板DNA变性、模板引物复性结合并在DNA聚合酶作用下发生引物链延伸反应来合成新的模板DNA。

PCR技术的基本过程主要包括三个步骤。①变性：模板DNA或经PCR扩增形成的DNA加热至95℃左右一定时间后，双链解离成为单链，为下轮反应做准备。②退火：当温度降至55℃左右时，引物即与模板DNA单链的互补序列配对结合。③延伸：在DNA聚合酶和dNTPs存在下，退火后引物引导的DNA合成反应按$5'→3'$方向开始延伸。整个PCR过程，变性、退火、延伸三个步骤循环进行，使DNA扩增量呈指数上升。

本章重点介绍PCR、多重跨越断裂点PCR、等位基因特异性扩增、PCR限制性片段长度多态性、PCR–单链构象多态分析、逆转录PCR、实时荧光定量PCR、重组酶聚合酶扩增、依赖核酸序列的扩增技术等的基本原理、操作方法和注意事项。

实验十二　菌落PCR扩增大肠埃希菌 $uidA$ 基因

【实验目的】

掌握菌落PCR法扩增大肠埃希菌 $uidA$ 基因的原理与方法。

【实验原理】

PCR是在DNA聚合酶和引物的参与下，以靶DNA为模板，按照碱基互补配对原则合成互补链，并对反应产物进行定性和半定量分析。菌落PCR是直接把单个菌落转移到PCR体系中，细菌经煮沸后裂解，基因组和质粒直接被释放出来作为模板。本实验选择大肠埃希菌 $uidA$ 基因，以大肠埃希菌总DNA为模板进行PCR扩增；同时以分离培养的大肠埃希菌单个菌落为模板进行菌落PCR扩增。PCR反应结束后，通过琼脂糖凝胶电泳法鉴定PCR产物，从而对大肠埃希菌进行检测。

【实验仪器和材料】

1. 实验仪器　PCR扩增仪、琼脂糖凝胶电泳系统、凝胶成像系统、台式高速离心机、涡旋振荡器、锥形瓶、无菌接种环、移液器等。

2. 实验材料 吸头、200μl PCR 反应管、EP 管等。

3. 试剂

（1）去离子水。

（2）固体平板培养基上培养的单个菌落。

（3）特异引物：GenBank 号为 EU900649.1。

上游引物序列：5′-TGGTGATTACCGACGAAAAC-3′

下游引物序列：5′-GCGTGGTTACAGTCTTGC-3′

PCR 产物长度为 144bp。合成的引物用无菌双蒸水配制成浓度为 100μmol/L 的保存液，实验时再稀释至工作浓度 10μmol/L。

（4）*Taq* DNA 聚合酶：一般购买的商品试剂包括 *Taq* DNA 聚合酶和反应缓冲液（10×），有的缓冲液中含 Mg^{2+}，有的不含，按试剂说明书进行操作。

（5）dNTPs 混合液：含 dATP、dGTP、dCTP、dTTP 各 2mmol/L，一般购买商品化试剂，按试剂说明书进行操作。

（6）其他电泳相关试剂：参照实验七。

【实验步骤】

1. 菌落 PCR 模板制备 用无菌接种针挑取大肠埃希菌单个菌落至 PCR 反应管，加入 20μl 无菌去离子水，标记，盖紧，100℃煮沸 5 分钟，3000r/min 离心 1 分钟，吸取上清 5μl 作为 PCR 扩增模板。

2. 配制 PCR 反应体系

（1）取洁净 PCR 反应管，按表 12-1 加入各种试剂。

表 12-1 *uidA* 基因扩增反应体系

组分	加入量（μl）
DNA 模板	2.0
10×PCR 反应缓冲液（Mg^{2+}）	2.5
dNTPs（2mmol/L）	2.0
Taq DNA 聚合酶（2.5U/L）	0.4
上游引物（10μmol/L）	1.0
下游引物（10μmol/L）	1.0
去离子水	16.1
总体积	25

（2）加完试剂后充分混匀，12000r/min 离心 15 秒，使液体沉至管底。

3. PCR 反应 按如下条件进行 PCR 扩增：94℃预变性 2 分钟；94℃变性 45 秒，48℃退火 45 秒，72℃延伸 60 秒，共进行 30 个循环；最后 72℃延伸 5 分钟。反应结束后，收集反应管，12000r/min 离心 15 秒，取扩增产物进行电泳分析，也可将 PCR 扩增产物置 4℃保存待检或 -20℃保存。

4. 产物分析 按照实验七，进行 1% 琼脂糖凝胶电泳分析扩增产物，用凝胶成像系统进行观察并分析结果。

【实验结果】

1. 被检样品管的扩增产物中可见一条约 144bp 的条带（图 12-1）。

2. 如设阴性对照，则阴性对照管的扩增产物中无扩增条带。

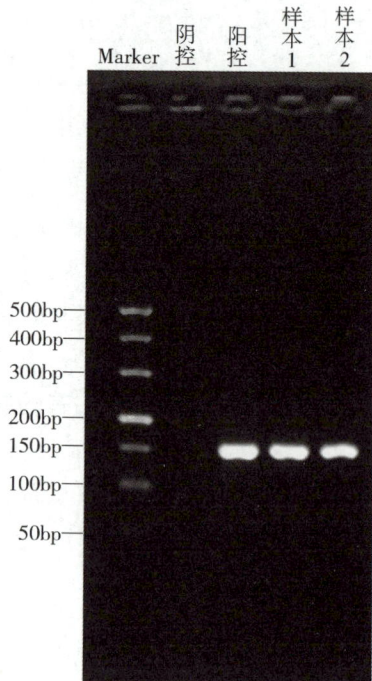

图 12-1　大肠埃希菌 *uidA* 基因琼脂糖凝胶电泳结果图

（图中泳道标注：Marker、阴控、阳控、样本1、样本2；Marker 标示：500bp、400bp、300bp、200bp、150bp、100bp、50bp）

【注意事项】

1. PCR 是一种敏感的扩增技术，易受污染，用于临床诊断的 PCR 反应须在专门的 PCR 实验室中进行。操作过程中，需严格按照标准规范进行，实验操作、实验室清洁等过程需严格按照单一方向进行，不同工作区域的物品不得混用。

2. PCR 试剂应冰浴解冻，使用前充分混匀。最好在 4℃ 条件下配制 PCR 反应体系，配制试剂及反应液时必须戴手套，使用专用的移液器，EP 管、吸头等使用前均需高压灭菌，用后按规定处理并丢弃在指定位置。

3. 在配置 PCR 反应液时，*Taq* DNA 聚合酶应最后加入反应体系；酶应在使用前才从冰箱中取出，加完后立即放回冰箱，避免酶变性失活。

4. 配制反应体系应快速进行，以减少非特异性扩增，现配现用。每批次 PCR 反应都应设置阴、阳性对照，以确保实验结果的准确性和可靠性。

5. 菌落 PCR 煮沸、冻解后暴露出的 DNA 要及时进行 PCR 扩增，不宜放置过久。

（江利青）

实验十三　巢式 PCR 检测腺病毒 B 种基因

【实验目的】

掌握巢式 PCR 检测腺病毒 B 种的原理与方法。

【实验原理】

腺病毒（human adenovirus, HAdV）是无包膜的线性双链 DNA 病毒，具有广泛的感染谱，可引起肺炎、胃肠炎和结膜炎等。HAdV 共分为 7 个种（A～G），且目前已发现超过 100 个型，与呼吸道感染相关的 HAdV 主要为 B 种、C 种与 E 种。本实验选择腺病毒 B 种，以腺病毒 B 种总 DNA 为模板进行 PCR 扩增，通过琼脂糖凝胶电泳法检测 PCR 产物，从而对腺病毒 B 种进行检测。

巢式 PCR（nested PCR）是一种改良的聚合酶链反应（PCR），它使用两对 PCR 引物进行两轮 PCR 扩增，以扩增完整的片段。第一对 PCR 引物（外引物）用于初步扩增目的 DNA 片段，而第二对引物（内引物或巢式引物）则结合在第一次 PCR 扩增产物的内部，进行第二次扩增。这种设计使得第二次 PCR 扩增的片段是以第一次扩增产物为模板，从而提高了扩增的特异性，同时这种方法适用于用有限的起始 DNA 扩增得到足量的产物，以增加有限量靶序列检测的灵敏度。

【实验仪器和材料】

1. 实验仪器 PCR 扩增仪、凝胶成像系统、琼脂糖凝胶电泳系统、台式高速离心机、涡旋振荡器、移液器等。

2. 实验材料 无菌咽拭子、吸头、200μl PCR 反应管、EP 管、2ml 无菌试管等。

3. 试剂

（1）去离子水。

（2）目的基因特异引物：GenBank 号为 OR669098.1。

第一步上游引物序列：5′-TGGTGGGTGCAGAGCTTATGC-3′

第一步下游引物序列：5′-CACTGTCAATAACTGCATCCACAG-3′

第二步上游引物序列：5′-CTCACAGATCACGGGACCC-3′

第二步下游引物序列：5′-CCGGTRTTATTACTGGGCGAG-3′

PCR 引物用无菌去离子水配制成浓度为 100μmol/L 的保存液，实验时再稀释至工作浓度 10μmol/L。巢式 PCR 产物长度为 197bp。

（3）10× PCR 缓冲液。

（4）dNTPs 混合液。

（5）*Taq* DNA 聚合酶。

（6）其他电泳相关试剂：参照实验七。

【实验步骤】

1. 模板 DNA 提取 用无菌咽拭子拭取患儿双侧咽扁桃体及咽后壁，将拭子置入含 2ml 采样液（推荐使用生理盐水）的无菌试管中，取 200μl 待测样本按照实验一进行 DNA 提取。

2. 配制第一步 PCR 扩增体系

（1）取洁净 PCR 反应管，按表 13-1 加入各试剂。

表 13-1 腺病毒 B 种第一步扩增反应体系

组分	加入量（μl）
DNA 模板	1.0
10×PCR 反应缓冲液（Mg²⁺）	2.5
dNTPs（2mmol/L）	2.0
Taq DNA 聚合酶（2.5U/L）	0.3
第一步上游引物（10μmol/L）	0.3
第一步下游引物（10μmol/L）	0.3
去离子水	18.6
总体积	25.0

（2）加完试剂后充分混匀，12000r/min 离心 15 秒，使液体沉至管底。

3. 第一步 PCR 反应 按如下条件进行 PCR 扩增：95℃预变性 2 分钟；94℃变性 15 秒，54℃退火 30 秒，72℃延伸 60 秒，共进行 35 个循环；最后 72℃延伸 5 分钟。反应结束后，收集反应管，12000r/min 离心 15 秒。

4. 配制第二步 PCR 扩增体系

（1）取 1μl 第一轮扩增产物稀释 1000 倍待用。

（2）取洁净 PCR 反应管，按表 13-2 加入各试剂。

（3）加完试剂后充分混匀，12000r/min 离心 15 秒，使液体沉至管底。

表 13-2　腺病毒 B 种第二步扩增反应体系

组分	加入量（μl）
稀释后第一轮扩增产物	1.0
10×PCR 反应缓冲液（Mg^{2+}）	2.5
dNTPs（每种 dNTP 各 2mmol/L）	2.0
Taq DNA 聚合酶（2.5U/L）	0.4
第二步上游引物（10μmol/L）	1.0
第二步下游引物（10μmol/L）	1.0
去离子水	17.1
总体积	25.0

5. 第二步 PCR 反应　按如下条件进行 PCR 扩增：95℃预变性 2 分钟；95℃变性 45 秒，58℃退火 45 秒，72℃延伸 45 秒，共进行 30 个循环；最后 72℃延伸 5 分钟。反应结束后，收集反应管，12000r/min 离心 15 秒，取扩增产物进行电泳分析，也可将 PCR 扩增产物置 4℃保存待检或 -20℃保存。

6. 产物分析　按照实验七，进行 1% 琼脂糖凝胶电泳分析扩增产物，用凝胶成像系统进行观察并分析结果。

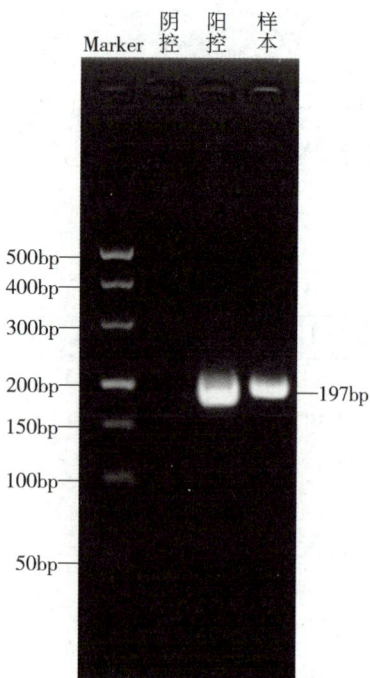

图 13-1　腺病毒 B 种琼脂糖凝胶电泳结果图

【实验结果】

1. 被检样品管的扩增产物中可见一条约 197bp 的条带（图 13-1）。
2. 如设阴性对照，则阴性对照管的扩增产物中无扩增条带。

【注意事项】

1. 此法经普通 PCR 改进而来，故普通 PCR 的注意事项同样适用于本实验。

2. 如果要进一步提高扩增效果，在具备回收条件的情况下，可回收后继续第二次 PCR，也可以不回收直接稀释后进行第二次 PCR。

3. 注意控制好引物比例。第一次 PCR 时，引物尽量摸索最低的加入量，增加循环次数，尽量消耗体系中残余的引物；第二次 PCR 时，增加内引物的量。

4. 因在第二次 PCR 时，需打开第一次的扩增产物，容易造成污染，需离心第一次 PCR 产物，在扩增区进行该项操作。

（江利青）

实验十四　多重 Gap-PCR 检测 α 地中海贫血基因缺失

【实验目的】

掌握跨越断裂点 PCR（Gap-PCR）检测 α-地中海贫血基因缺失的原理与方法。

【实验原理】

跨越断裂点 PCR（Gap-PCR）的原理在于通过设计一对引物，分别位于缺失序列的两侧。这样，利用缺失片段的存在，促使两个引物靠近并连接断裂的末端，使得在 PCR 反应中扩增出特定长度的片段。

α 地中海贫血（以下简称 α 地贫）是一种由于 16 号染色体 p13.3 位点的 α 珠蛋白基因突变导致肽链表达失衡而产生的单基因遗传性血液病。α 地贫以缺失型突变最为常见，在中国南方地区，最常见的缺失类型为 $--^{SEA}$、$-\alpha^{3.7}$ 和 $-\alpha^{4.2}$ 这三种。相应的缺失基因型主要有 $--^{SEA}/\alpha\alpha$、$-\alpha^{3.7}/\alpha\alpha$、$-\alpha^{4.2}/\alpha\alpha$、$--^{SEA}/-\alpha^{3.7}$、$--^{SEA}/-\alpha^{4.2}$、$-\alpha^{3.7}/-\alpha^{3.7}$、$-\alpha^{4.2}/-\alpha^{4.2}$ 和 $--^{SEA}/--^{SEA}$。根据这些缺失突变的范围和断裂点，可以设计特异引物来同时检测这三种缺失类型。另外，在这三种缺失片段的共同区域设计一对正常内对照引物，以指示当出现任一种缺失纯合子或双重杂合子时，这对正常对照引物不会扩增，而未出现这三种缺失时可以获得扩增产物。通过建立四重 Gap-PCR 检测体系，可以利用 PCR 特异性扩增片段来定性检测这三种 α 地贫基因缺失，进而根据阳性扩增片段的组合结果诊断出各种不同的基因型（图 14-1）。

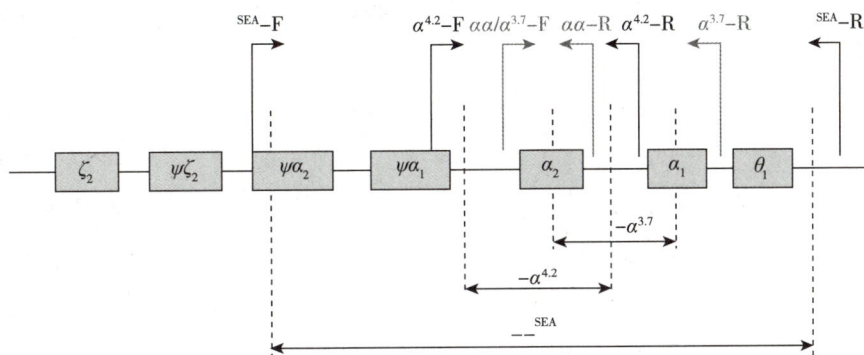

图 14-1　Gap-PCR 检测常见缺失型 α 地贫的原理图

【实验仪器和材料】

1. 实验仪器　低温高速离心机、微量移液器、PCR 扩增仪、恒温金属浴、电泳装置及凝胶成像系统等。

2. 实验材料　1.5ml EP 管、200μl PCR 反应管、吸头等。

3. 试剂

（1）基因组 DNA 提取试剂。

（2）PCR 引物：见表 14-1。

表 14-1　Gap-PCR 检测常见缺失型 α 地贫的引物序列及产物长度

引物名称	引物序列	产物长度（bp）
$\alpha\alpha/\alpha^{3.7}$ - F	5'-CCCCTCGCCAAGTCCACGG-3'	1800
$\alpha\alpha$ - R	5'-AGACCAGGTAGGGCCGGAC-3'	
$\alpha\alpha/\alpha^{3.7}$ - F	5'-CCCCTCGCCAAGTCCACGG-3'	2022
$\alpha^{3.7}$ - R	5'-AAAGCACTCTTGGGTCCAGGC-3'	
$\alpha^{4.2}$ - F	5'-GGTTTACCCATGTGGTGCCAG-3'	1628
$\alpha^{4.2}$ - R	5'-CCCGTTGGATCTTCTCATTTCAG-3'	
^{SEA} - F	5'-CGATCTGGCCTCTGTGTTCAG-3'	1349
^{SEA} - R	5'-AGCCCACGTTGTGTTCATGCC-3'	

（3）10×PCR 缓冲液。

（4）dNTPs 混合液。

（5）*Taq* DNA 聚合酶。

（6）限制性内切酶 *Dra* I、*Dde* I 及相应缓冲液。

（7）琼脂糖凝胶电泳相关试剂：具体参照实验七。

【实验步骤】

1. DNA 模板制备　无菌采集 EDTA 抗凝静脉血 2～3ml，采用全血基因组 DNA 提取试剂盒，按照操作说明进行基因组 DNA 提取。

2. 配制 PCR 反应体系　按照表 14-2 要求配制反应液。

表 14-2　PCR 反应体系配制表

组分	浓度	体积（μl）	终浓度
10×PCR 缓冲液	10×	5.0	1×
dNTPs 混合液	2.5mmol/L	4.0	0.2mmol/L
$\alpha\alpha/\alpha^{3.7}$ - F	10μmol/L	1.0	0.2μmol/L
$\alpha\alpha$ - R	10μmol/L	1.0	0.2μmol/L
$\alpha^{3.7}$ - R	10μmol/L	1.0	0.2μmol/L
$\alpha^{4.2}$ - F	10μmol/L	1.0	0.2μmol/L
$\alpha^{4.2}$ - R	10μmol/L	1.0	0.2μmol/L
^{SEA} - F	10μmol/L	1.0	0.2μmol/L
^{SEA} - R	10μmol/L	1.0	0.2μmol/L
Taq DNA 聚合酶	5U/μl	1.0	0.1U/μl
DNA 模板	50ng/μl	2.0	2ng/μl
无核酸酶水	—	31.0	—
总体积		50.0	

3. PCR 反应　将反应体系制备好之后混匀，短暂离心，置于 PCR 仪中，按照表 14-3 中的反应条件进行扩增。

表 14 - 3 扩增条件

温度（℃）	时间	循环（cycle）
96	15 分钟	1
98	45 秒	
64	90 秒	35
72	3 分钟	
72	5 分钟	1
4	hold（恒温）	1

4. PCR 产物琼脂糖凝胶电泳分离 配制 2% 琼脂糖凝胶，取 5μl PCR 产物，加入 1μl 6 × 上样缓冲液混匀，上样，在 5V/cm 电压下电泳约 90 分钟，使用凝胶成像系统进行分析。

【实验结果】

1. 在凝胶成像系统中观察结果，根据出现的条带大小及组合，按照下列规则判断基因型，结果示意图见图 14 - 2。正常：只有一条 1800bp 的正常条带。缺失杂合子：有两条带，一条为 1800bp 的正常条带，另一条为某一缺失型的条带，结果为此相应缺失型的杂合子。缺失纯合子：只有一条缺失型条带，无 1800bp 正常条带，结果为此相应缺失型的纯合子。双重缺失杂合子：有两种缺失型条带，无 1800bp 正常条带，结果为这两种缺失型的双重杂合子。

2. α 地贫是一种由基因突变所致的珠蛋白生成障碍性贫血，以 $--^{SEA}$、$-\alpha^{3.7}$、$-\alpha^{4.2}$ 三种缺失最为常见。Gap-PCR 具有操作简单、快速、无需特殊仪器等特点，可用于三种常见缺失型 α 地贫的杂合子、纯合子和双重杂合子的检测。

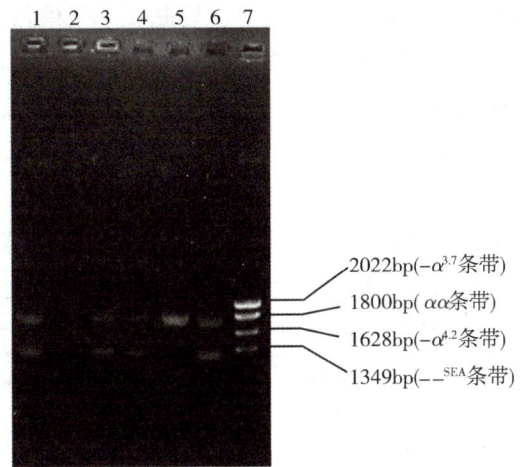

2022bp($-\alpha^{3.7}$条带)
1800bp($\alpha\alpha$条带)
1628bp($-\alpha^{4.2}$条带)
1349bp($--^{SEA}$条带)

图 14 - 2 Gap-PCR 检测常见缺失型 α 地贫琼脂糖凝胶电泳图

泳道 1、3、4、6 出现 $\alpha\alpha$ 和 $--^{SEA}$ 两种条带，为 $--^{SEA}$ 杂合子；泳道 5 只有 $\alpha\alpha$ 一种条带，未见 $--^{SEA}$、$-\alpha^{3.7}$ 和 $-\alpha^{4.2}$ 缺失；泳道 2 为空白对照；泳道 7 为 Marker

【注意事项】

1. 本实验体系中包含有一条 1800bp 的对照条带，即 $\alpha\alpha$ 条带，其与 3 种缺失型的条带互为内对照。故而在检出范围内无论是否发生缺失，每个样本都至少有一条电泳条带；如果无电泳条带则提示检测失败，需要重新检测。

2. 每次实验均应设置空白对照，正常情况下应该无电泳条带。若在 2022bp、1800bp、1628bp 或者 1349bp 的位置出现任意条带，则提示污染，应该消除污染之后重新检测。

3. 此法核心仍为 PCR，故普通 PCR 的注意事项同样适用于本实验。

4. PCR 所用 *Taq* DNA 聚合酶应为高保真酶，避免 PCR 过程中引入碱基突变，导致结果不准确。PCR 反应体系和条件应根据不同厂家的试剂进行调整。

5. 电泳时间应足够，保证扩增产物充分分离，电压不宜过高，以 5V/cm 为宜，以保证条带清晰可辨。

（郑 芳）

实验十五　等位基因特异性扩增检测 *ApoE* 基因多态性

【实验目的】

掌握等位基因特异性扩增检测 *ApoE* 基因多态性的原理与方法及应用。

【实验原理】

等位基因特异性 PCR（allele specific PCR，AS-PCR），又称扩增阻滞突变系统 PCR（amplification refractory mutation system PCR，ARMS-PCR），是利用引物 3′端与模板之间的碱基错配可以有效地抑制 PCR 反应，进而达到模板区分（等位基因区分）的目的。在 PCR 过程中，由于引物的延伸始于 3′端，因此该端的碱基至关重要。若此碱基与模板 DNA 匹配，引物能够顺利延伸，PCR 将顺利进行，形成特定长度的扩增产物；相反，若不匹配，则延伸将受阻。因此，将突变碱基置于引物的 3′末端，使用此引物进行 PCR 时，特异扩增产物的有无代表突变的存在与否。多重 ARMS-PCR 技术可同时使用多个引物进行 PCR 扩增，进而实现多突变位点检测的目的。

本实验采用多重 ARMS-PCR 技术，设计 5 条引物对 *ApoE* 基因 158 位 Cys/Arg 和 112 位 Cys/Arg 多态性位点进行检测。其中 P5 引物为公用下游引物，P1、P2 引物用于检测 158 位 Cys/Arg 多态性位点，P3、P4 引物用于检测 112 位 Cys/Arg 多态性位点。另外设计 1 对引物（P7、P8）用于扩增低密度脂蛋白受体基因外显子 13 片段，作为内对照。将 P1、P3、P5、P7、P8 引物作为 A 体系，P2、P4、P5、P7、P8 引物作为 B 体系，根据 A、B 两个体系中 PCR 产物长度的不同，实现同时对 6 种 *ApoE* 常见基因型进行检测（图 15-1，表 15-1）。

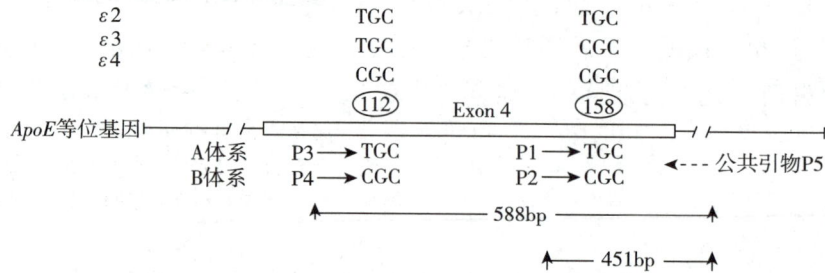

图 15-1　等位基因特异性扩增检测 *ApoE* 基因多态性的原理图

表 15-1　6 种 *ApoE* 常见基因型 A、B 体系扩增产物

基因型	PCR 产物长度（bp）			
	体系 A		体系 B	
$\varepsilon2/\varepsilon2$	588	451	—	
$\varepsilon3/\varepsilon3$		588	451	
$\varepsilon4/\varepsilon4$		—	588	451
$\varepsilon3/\varepsilon2$	588	451	451	
$\varepsilon4/\varepsilon3$		588	588	451
$\varepsilon4/\varepsilon2$	588	451	588	451

【实验仪器和材料】

1. 实验仪器　低温高速离心机、微量移液器、PCR 扩增仪、恒温金属浴、电泳装置及凝胶成像系统等。

2. 实验材料　1.5ml EP 管、吸头、200μl PCR 反应管。

3. 试剂

（1）基因组 DNA 提取试剂。

（2）PCR 引物序列如下，扩增产物长度及目标位点见表 15-2。

P1：5′-ATGCCGATGACCTGCAGAATT-3′

P2：5′-ATGCCGATGACCTGCAGAATC-3′

P3：5′-CGCGGACATGGACGTTTT-3′

P4：5′-CGCGGACATGGACGTTTC-3′

P5：5′-GTTCAGTGATTGTCGCTGGGCA-3′

P7：5′-AACAACTGACCCCGCTGGCG-3′

P8：5′-ATGGCGCTGAGGCCGCGCTC-3′

（3）10×PCR 缓冲液。

（4）dNTPs 混合液。

（5）*Taq* DNA 聚合酶。

（6）二甲亚砜（dimethylsulfoxide，DMSO）。

（7）琼脂糖凝胶电泳相关试剂：具体参照实验七。

表 15-2　扩增引物组合、产物长度及目标位点

引物组合	产物长度（bp）	目标位点
P1 + P5	451	*ApoE* 基因 158 位的半胱氨酸（Cys）
P2 + P5	451	*ApoE* 基因 158 位的精氨酸（Arg）
P3 + P5	588	*ApoE* 基因 112 位的半胱氨酸（Cys）
P4 + P5	588	*ApoE* 基因 112 位的精氨酸（Arg）
P7 + P8	228	内参（*LDLR* 基因 13 号外显子）

【实验步骤】

1. DNA 模板制备　无菌采集 EDTA 抗凝静脉血 2~3ml，采用全血基因组 DNA 提取试剂盒，按照操作说明进行基因组 DNA 提取。

2. 配制 PCR 反应体系　按照表 15-3 要求分别配制 A 体系、B 体系反应液。

表 15-3　PCR 反应体系配制表

A 体系			B 体系		
组分	浓度	体积（μl）	组分	浓度	体积（μl）
10×PCR 缓冲液	10×	2.5	10×PCR 缓冲液	10×	2.5
dNTPs 混合液	2.5mmol/L	2.0	dNTPs 混合液	2.5mmol/L	2.0
DMSO	—	1.0	DMSO	—	1.0
P1 引物	10μmol/L	0.9	P2 引物	10μmol/L	0.9

续表

A 体系			B 体系		
组分	浓度	体积（μl）	组分	浓度	体积（μl）
P3 引物	10μmol/L	0.6	P4 引物	10μmol/L	0.6
P5 引物	10μmol/L	1.0	P5 引物	10μmol/L	1.0
P7 引物	10μmol/L	1.0	P7 引物	10μmol/L	1.0
P8 引物	10μmol/L	1.0	P8 引物	10μmol/L	1.0
Taq DNA 聚合酶	0.5U/μl	2.0	*Taq* DNA 聚合酶	0.5U/μl	2.0
DNA 模板	50ng/μl	1.0	DNA 模板	50ng/μl	1.0
无核酸酶水	—	12	无核酸酶水	—	12
总体积		25	**总体积**		25

3. PCR 反应　将反应体系制备好之后混匀，短暂离心，置于 PCR 仪中，按照表 15 - 4 中的反应条件进行扩增。

表 15 - 4　扩增条件

温度（℃）	时间	循环（cycle）
95	5 分钟	1
96	45 秒	
66	45 秒	35
72	1 分钟	
72	5 分钟	1
4	hold（恒温）	1

4. PCR 产物琼脂糖凝胶电泳分离　配制 2% 琼脂糖凝胶，取 10μl PCR 产物，加入 2μl 6 × 上样缓冲液混匀，上样，进行电泳分离，使用凝胶成像系统进行分析。

【实验结果】

在凝胶成像系统中观察结果（图 15 - 2）。$\varepsilon3/\varepsilon3$ 型模板，在 112 位为 Cys，在 158 位为 Arg，因此在 A 体系中，引物 P1/Cys158（451bp）不能和模板结合，P3/Cys 112（588bp）可以和模板结合，仅得到 588bp 的条带；在 B 体系中，引物 P4/Arg 112（588bp）不能和模板结合，P2/Arg 158（451bp）可以和模板结合，仅得到 451bp 的条带。同理，可推知 $\varepsilon2/\varepsilon2$、$\varepsilon4/\varepsilon4$ 型模板的扩增结果。$\varepsilon2/\varepsilon4$ 型模板由于含 $\varepsilon4$ 等位基因和 $\varepsilon2$ 等位基因，前者扩增结果相当于 $\varepsilon4/\varepsilon4$ 型模板，后者扩增相当于 $\varepsilon2/\varepsilon2$ 型模板，故其扩增结果为两者的综合，在 A 体系中含 588bp 和 451bp 条带，在 B 体系中也含 588bp 和 451bp 条带。同理可推知 $\varepsilon3/\varepsilon2$、$\varepsilon4/\varepsilon3$ 型模板的扩增结果。具体参照表 15 - 1 进行 *ApoE* 基因型的判断。

ApoE 基因多态性与高脂血症、老年性痴呆之间有密切的关系，携带 $\varepsilon4$ 等位基因的个体其血脂水平偏高，且易患老年性痴呆；携带 $\varepsilon2$ 等位基因的个体其血脂水平偏低，对动脉硬化性心脑血管疾病如冠心病、动脉硬化性脑梗死具有一定的抵抗性。AMRS-PCR 方法与其他方法相比具有简便、快速、无放射性污染、无需标记的特点，可以快速进行 *ApoE* 基因分型，辅助临床诊断。

【注意事项】

1. 本实验方法的核心仍为 PCR，故普通 PCR 的注意事项同样适用于本实验。

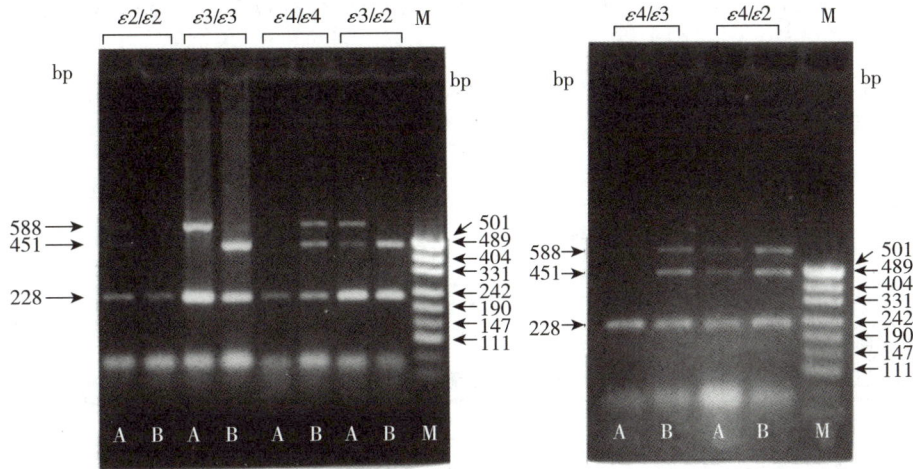

图 15-2 六种 *ApoE* 常见基因型 ARMS-PCR 法扩增产物琼脂糖凝胶电泳图

2. PCR 所用 *Taq* DNA 聚合酶应为高保真酶，避免 PCR 过程中引入碱基突变，导致结果不准确。PCR 反应体系和条件应根据不同厂家的试剂进行调整。

3. PCR 反应中 DMSO 的常规使用浓度一般在总体积的 5% 以下，具体的加入量需要根据具体的实验条件和模板特性进行适当的调整和优化。

4. 为防止 PCR 扩增技术上的失败而导致的 *ApoE* 基因分型错误，应设立内对照，以区分扩增失败与阴性结果。

（郑 芳）

实验十六 PCR-RFLP 检测 *SMN1* 基因缺失

【实验目的】

掌握 PCR-RFLP 法检测 *SMN1* 基因缺失的原理与方法。

【实验原理】

限制性核酸内切酶可以识别特定的核酸序列（酶切位点）并进行切割，即具有产生限制性片段的特性。基于此原理，聚合酶链反应-限制性片段长度多态性（polymerase chain reaction - restriction fragment length polymorphism，PCR-RFLP）分析技术利用 PCR 特异扩增包含某个酶切位点的 PCR 片段，然后采用该限制性内切酶对扩增产物进行酶切反应，通过凝胶电泳分离酶切产物，分析酶切图谱，判断基因型。

SMN1 基因 7 号外显子缺失是导致脊肌萎缩症（SMA）的主要病因。假基因 *SMN2* 与 *SMN1* 基因高度同源，两者之间仅有 5 个碱基的差异，分别存在于第 7、8 号外显子和第 6、7 号内含子中。借助两个基因第 7、8 号外显子两个碱基的差异，对 *SMN1* 和 *SMN2* 基因第 7、8 号外显子进行扩增，由于 *SMN2* 基因第 7 号外显子随错配引物构建了一个 *Dra* I 酶切位点（5'TTT▼AAA3'）而 *SMN2* 基因第 8 号外显子含有 *Dde* I 酶切位点（5'C▼TNAG3'），扩增产物经分别经 *Dra* I、*Dde* I 酶切反应后通过电泳检

41

测酶切片段，根据酶切图谱判定 *SMN1* 基因第 7 号外显子是否存在缺失。实验原理见图 16 - 1。

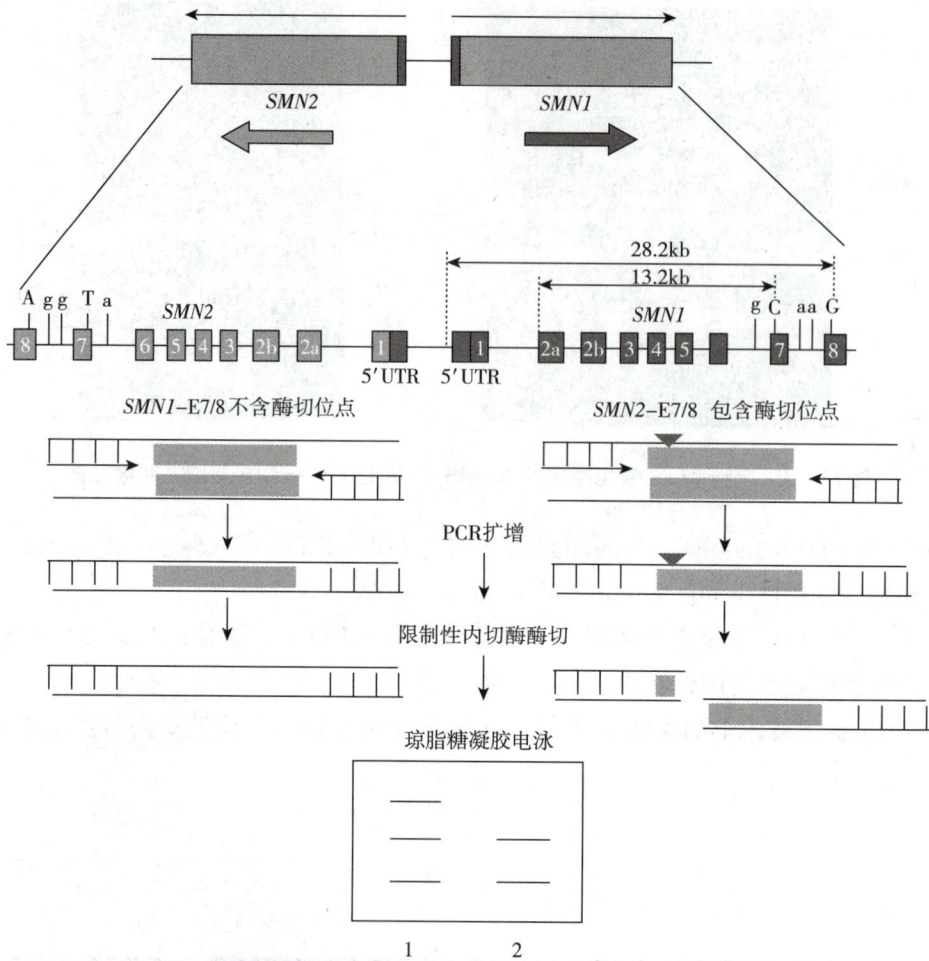

图 16 - 1 PCR-RFLP 检测 *SMN1* 基因第 7、8 号外显子缺失原理图

1：非纯合缺失型；2：纯合缺失型

E7/8：外显子 7/8

【实验仪器和材料】

1. 实验仪器 低温高速离心机、微量移液器、PCR 扩增仪、恒温金属浴、电泳装置及凝胶成像系统等。

2. 实验材料 1.5ml EP 管、吸头、200μl PCR 反应管等。

3. 试剂

（1）基因组 DNA 提取试剂。

（2）PCR 引物

SMN-Exon7 上游引物：5'-AGACTATCAACTTAATTTCTGATC-3'

SMN-Exon7 下游引物：5'-CCTTCCTTCTTTTTGATTTTGTTT-3'

SMN-Exon8 上游引物：5'-GTAATAACCAAATGCAATGTGAA-3'

SMN-Exon8 下游引物：5'-CTACAACACCCTTCTCACAG-3'

（3）10×PCR 缓冲液。

（4）dNTPs 混合液。

（5）*Taq* DNA 聚合酶。

（6）限制性内切酶 *Dra* I、*Dde* I 及相应缓冲液。

（7）琼脂糖凝胶电泳相关试剂：具体参照实验七。

【实验步骤】

1. DNA 模板制备 无菌采集 EDTA 抗凝静脉血 2～3ml，采用全血基因组 DNA 提取试剂盒，按照操作说明进行基因组 DNA 提取。

2. 配制 PCR 反应体系 按照表 16-1 要求分别配制外显子 7、8 反应液。

表 16-1 PCR 反应体系配制表

组分	浓度	体积（μl）	终浓度
10×PCR 缓冲液	10×	5	1×
dNTPs 混合液	2.5mmol/L	4.0	0.2mmol/L
上游引物	10μmol/L	1.0	0.2μmol/L
下游引物	10μmol/L	1.0	0.2μmol/L
Taq DNA 聚合酶	5U/μl	1.0	0.1U/μl
DNA 模板	50ng/μl	2.0	2ng/μl
无核酸酶水	—	36	—
总体积		50	

3. PCR 反应 将反应体系制备好之后混匀，短暂离心，置于 PCR 仪中，按照表 16-2 中的反应条件进行扩增。

表 16-2 扩增条件

温度（℃）	时间	循环（cycle）
95	5 分钟	1
95	30 秒	
59	30 秒	35
72	30 秒	
72	10 分钟	1
4	hold（恒温）	1

4. PCR 产物酶切 取上述 PCR 反应产物 20μl，加入 10×酶切反应缓冲液及 *Dra* I 酶（或 *Dde* I 酶）各 2.5μl，混匀后短暂离心。置于 PCR 仪中 37℃孵育 4 小时，然后 65℃孵育 20 分钟进行酶灭活。

5. 酶切产物琼脂糖凝胶电泳分离 配制 2% 琼脂糖凝胶，取 10μl 酶切产物，加入 2μl 6×上样缓冲液混匀，上样，进行电泳分离，用凝胶成像系统进行分析。

【实验结果】

在凝胶成像系统中观察结果，*SMN1* 基因第 7、8 号外显子纯合缺失电泳结果如下（图 16-2）。

泳道 1～5：*SMN1/2* 第 8 号外显子酶切片段；泳道 7～11：*SMN1/2* 第 7 号外显子酶切片段；泳道 6：DNA 分子量标准（Marker）。泳道 4：*SMN1* 第 8 号外显子纯合缺失阳性对照；泳道 10：*SMN1* 第 7 号外显子纯合缺失阳性对照；泳

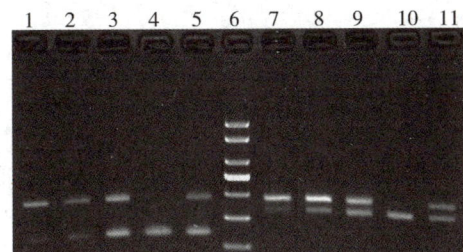

图 16-2 PCR-RFLP 法检测 *SMN1* 基因第 7、8 号外显子缺失琼脂糖凝胶电泳图

43

道5：阴性对照；泳道11：阴性对照。泳道1、2、3和泳道7、8、9均为待测样本，图形显示均为野生型。

PCR-RFLP技术实验简单、快速，无需特殊仪器设备，可以快速区分 *SMN1* 基因第7、8号外显子缺失的患者与非患者，但是无法区分正常人和携带者，亦不能得到 *SMN2* 基因第7、8号外显子的拷贝数，故而无法判断患者病情的轻重。

【注意事项】

1. *SMN*-Exon7 扩增片段总长187bp，其中 *SMN2*-Exon7 因借助错配引物构建了一个 *Dra* I 酶切位点（5′TTT▼AAA3′），酶切后产生163bp 和24bp 两个片段；*SMN1*-Exon7 无此酶切位点而不能被酶切，仍为187bp。正常对照组 *SMN*-Exon7 扩增产物可见187bp、163bp 和24bp 三条带，而 *SMN1*-Exon7 缺失纯合子则只有163bp 和24bp 两个片段。*SMN*-Exon8 扩增片段总长189bp，其中 *SMN2*-Exon8 因含有 *Dde* I 酶切位点（5′C▼TNAG3′），酶切后产生123bp 和66bp 两个片段；*SMN1*-Exon8 无此酶切位点而不能被酶切，仍为189bp。正常对照组 *SMN*-Exon8 扩增产物可见189bp、123bp 和66bp 三条带，而 *SMN1*-Exon8 缺失纯合子则只有123bp 和66bp 两个片段。但由于琼脂糖凝胶电泳的分辨率较低，可能难以检出24bp、66bp 片段，故实验结果应根据大片段进行判断即可。

2. 此法经普通 PCR 改进而来，故普通 PCR 的注意事项同样适用于本实验。

3. PCR 所用 *Taq* DNA 聚合酶应为高保真酶，避免 PCR 过程中引入碱基突变，导致结果不准确。PCR 反应体系和条件应根据不同厂家的试剂进行调整。

4. 各种限制性内切酶的最佳反应条件不尽相同，应严格按照产品说明书设定相应的酶切条件。由于原始酶溶液中含有甘油成分，而一定浓度（5%）的甘油会抑制酶的活性，因此酶切反应中加入的酶量一般不超过总体积的10%。

5. 部分限制性内切酶会出现消化不完全情况，因此实验必须设置阴性和阳性对照，避免出现假阳性或者假阴性结果。

（郑　芳）

实验十七　PCR-SSCP 检测凝血因子 V 基因突变

【实验目的】

掌握 PCR-单链构象多态性分析（single strand conformation polymorphism，SSCP）的原理与方法及其应用。

【实验原理】

凝血因子 V（coagulation factor V）是凝血过程中的一个辅因子，而血液中的一种活性蛋白 C（activated protein C，APC）可通过使活化的凝血因子 V 失活而限制血凝块的形成。凝血因子 V 基因突变（1691 G→A），亦称 Factor V Leiden 突变，会使凝血因子 V 仍保持促凝血的活性，但对抗凝血系统 APC 的失活作用耐受性增强，从而使 APC 抗凝作用减弱，凝血作用增强，导致血栓形成的风险性增加。

双链 DNA 与单链 DNA 在凝胶中迁移的影响因素不同。双链 DNA 在凝胶电泳中的迁移率主要与其长度有关；单链 DNA 在非变性条件下可折叠形成特定的空间构象，在非变性聚丙烯酰胺凝胶中电泳时，其迁移率除了与 DNA 链的长短有关外，更主要取决于 DNA 单链所形成的空间构象。这种特定构象的稳定性靠 DNA 单链分子内局部基团的相互作用（主要是氢键）维系。长度相同的单链 DNA 的碱基组成及顺序不同，甚至仅一个碱基不同就能使所形成的构象不同。

本实验的特异 PCR 产物是一个载有突变位点 1691（G→A）的 267bp 的 DNA 片段，突变 DNA 的 PCR 产物经变性后快速复性，产生与正常 DNA 空间构象不同的两条单链。在非变性聚丙烯酰胺凝胶中电泳时，不同构象的单链片段具有不同的电泳迁移率，从而能区分正常与突变的 DNA。

【实验仪器和材料】

1. 实验仪器 PCR 扩增仪、垂直电泳仪及电泳槽、微量进样器、移液器、恒温水浴锅、凝胶成像系统、各种规格离心机。

2. 实验材料 人抗凝静脉血，EP 管、吸头、200μl PCR 反应管等。

3. 试剂

（1）核酸提取相关试剂：核酸提取试剂及配制参照实验一。

（2）PCR 引物

上游引物：5′-TGCCCAGTGCTTAACAAGCCA-3′

下游引物：5′-TGAATCATCACACTGGTGCTAA-3′

（3）PCR 相关试剂：*Taq* DNA 聚合酶（含配套 10 × 缓冲液和 $MgCl_2$）及 dNTP 可从生物技术公司购买。

（4）50% 丙烯酰胺贮存液：将 49g 丙烯酰胺和 1g N,N' – 亚甲基双丙烯酰胺溶于总体积为 60ml 的蒸馏水中，加热至 37℃溶解，加蒸馏水至终体积为 100ml。用 0.45μm 滤膜过滤除菌，置棕色瓶中保存于室温。

（5）10% 过硫酸铵（AP）。

（6）变性上样液：95% 甲酰胺，0.03% 二甲苯青，0.05% 溴酚蓝，20mol/L EDTA（pH 8.0），室温保存备用。

（7）固定液 II：10% 乙醇，0.5% 乙酸溶液。

（8）染色液：将 2g $AgNO_3$ 溶于蒸馏水中，并定容至 1000ml，室温保存。

（9）显色液：将 15g NaOH 溶于蒸馏水中，并定容至 1000ml，室温保存。

（10）5 × TBE 缓冲液：取 54g Tris、27.5g 硼酸，加约 900ml 双蒸水完全溶解，再加入 20ml 0.5mol/L EDTA（pH 8.0）溶液，定容至 1000ml。电泳时稀释 10 倍。

（11）四甲基乙二胺（TEMED）。

（12）琼脂糖电泳试剂：参照实验七。

【实验步骤】

1. DNA 模板的制备 取检测对象及已知不同基因型的对照者的外周血提取基因组 DNA，核酸提取试剂及配制、操作参照实验一。

2. PCR 扩增

（1）反应体系 5μl 10 × 缓冲液，1μl 10mmol/L dNTPs，上、下游引物（10μmol/L）各 5μl，1μl 10U *Taq* 聚合酶，1μl 模板 DNA，加双蒸水至 50μl。

（2）循环条件 95℃预变性 5 分钟；主循环 94℃ 1 分钟，55℃ 1 分钟，72℃ 1 分钟，循环 35 次；

72℃延伸5分钟。

3. PCR 扩增产物的鉴定　取8.0μl PCR 扩增产物，加入2.0μl 6×上样缓冲液，于1×TBE 电泳缓冲液配制的琼脂糖凝胶（浓度根据扩增产物片段大小选择）中进行电泳，同时加入 DNA 分子量标准品，待条带泳动至合适位置，取出胶块于凝胶成像仪或紫外灯下观察 DNA 分子量标准品是否条带清晰、已知不同基因型对照孔及待测孔是否在约267bp 处出现与理论上一致的条带，鉴定该次实验的准确性及可靠性。

4. 8%聚丙烯酰胺凝胶的制备　根据检测样本数，按表17-1配制8%聚丙烯酰胺凝胶存液。

表17-1　8%聚丙烯酰胺凝胶液配制

组分	加入量
50%丙烯酰胺贮存液	2.4ml
去离子水	8.0ml
5×TBE	3ml
50%甘油	1.5ml
10%过硫酸铵	100μl
TEMED	10μl

组装好洁净的制胶模具，选择合适宽度、厚度的梳齿插入制胶板顶端中间间隙，将上述制胶液从梳齿一端灌入，注意防止气泡形成，将制胶模具适度倾斜放置平稳，室温下放置1小时，待凝胶完全聚合凝固，小心拔掉梳齿，用蒸馏水冲洗顶部（防止残余胶液重新聚合，影响点样孔形状），然后用1×TBE 封闭。

5. 聚丙烯酰胺凝胶电泳　取5μl PCR 产物于离心管中，加入30μl 变性上样液、1滴液状石蜡，水浴煮沸10分钟，取出反应管并立即放入冰浴，放置3分钟以上；取全部下层水相上样，先以200V 电压电泳5分钟，然后调整电压至100V 电泳3~4小时，取出凝胶。

6. 硝酸银染色　①小心剥取凝胶，立即浸入固定液Ⅱ中固定10分钟。倾去固定液Ⅱ，用去离子蒸馏水洗涤2次，倒掉去离子蒸馏水；②加入染色液，浸过凝胶，室温下染色10分钟，不断摇动；③倒掉染色液，用去离子蒸馏水漂洗3次；④倒入新配置的显色液，摇动容器显色均匀，观察凝胶中条带显色至清晰（背景不要过深），立即弃去染液，用去离子蒸馏水漂洗2次，每次1分钟；⑤白色背景下观察染色结果，拍照记录结果，可将凝胶制成干板保存。

【实验结果】

正常 SSCP 图谱可见迁移速度最快的是一条双链 DNA 带，另可见两条迁移较慢的单链 DNA 带；突变 SSCP 图谱可见一条迁移速度与正常 SSCP 图谱一致的双链 DNA 带，而单链 DNA 在迁移位置、数目（可能出现三条或四条）与正常相比发生改变（图17-1）。

【注意事项】

1. PCR 扩增的靶 DNA 序列长度　SSCP 对短链 DNA 点突变的检出率要比长链的高，这可能是由于长链 DNA 分子中单个碱基的改变在维持立体构象中起的作用较小。以往的研究显示，扩增的片段长度在300bp 以下时检出率可达90%以上。

2. DNA 片段中点突变的位置的影响　点突变在 DNA 和 RNA 中的位置对 SSCP 检测率的影响，取决于该位置对维持立体构象作用的大小，而不是仅仅取决于点突变在 DNA 链上的位置。

3. 电泳的电压和温度　在电泳中，电压过高是引起温度升高的主要原因，可用电泳冷却装置保持

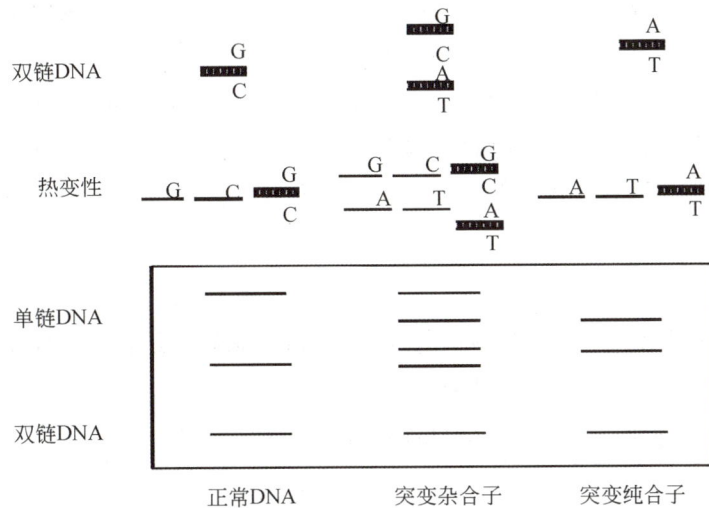

图 17 - 1 PCR-SSCP 检测凝血因子 V 基因突变电泳图谱

相对较低的温度（一般在 4～15℃），以利于单链 DNA 保持相对稳定的立体构象。也可采取变换电压方式进行电泳，开始的 5 分钟应用较高的电压（250V）（可以使不同立体构象的单链 DNA 初步分离，而凝胶的温度不会升高），然后以低电压（100V）电泳（可以使单链 DNA 进一步分离）。在实验中应根据具体实验条件确定电源电压。电泳的电压和温度是影响 SSCP 重复性的最主要的两个因素，这两个因素不变，则 SSCP 图谱可保持良好的重复性。

4. 凝胶的长度、浓度及厚度的影响 用测序板进行 SSCP 分析，凝胶长度应在 40cm 以上。凝胶浓度一般使用 5%～8%，凝胶浓度不同，突变带的相对位置也不相同。如果是进行未知突变种类的 SSCP 分析，最好采用两种以上的凝胶浓度，以提高突变种类的检出率。凝胶的厚度对 SSCP 分析也很重要，凝胶越厚，背景越深，在上样量较多的前提下，凝胶越薄越好。

5. 变性剂 凝胶中加入低浓度的变性剂，如 5%～10% 甘油、5% 尿素或甲酰胺、10% DMSO 或蔗糖等，有助于提高敏感性。

（刘 湘）

实验十八 RT-PCR 检测甲型流感病毒 RNA

【实验目的】

掌握 RT-PCR 技术检测甲型流感病毒 RNA 的原理与方法。

【实验原理】

逆转录聚合酶链反应（reverse transcription - polymerase chain reaction，RT-PCR）是以 RNA 为模板进行核酸扩增的技术，通常用于检测基因的表达水平或样本中 RNA 病毒含量等。由于 DNA 聚合酶不能直接以 RNA 为模板进行合成，待检测的 RNA 需先经过逆转录反应合成为 cDNA，再以 cDNA 为模板，扩增合成目的片段。因此，RT-PCR 是一种将 RNA 的逆转录和 cDNA 的聚合酶链反应（PCR）相结合应用的技术。

甲型流感病毒为有包膜的单股负链 RNA 病毒，属于正黏病毒科。基因组由 8 个 RNA 片段组成，其中片段 7 长 1027bp，编码病毒基质蛋白（M 蛋白）。本实验以甲型流感病毒基质蛋白 M 基因编码区的一段保守区作为靶区域，设计特异性引物，运用 RT-PCR 技术检测病毒 RNA。检测过程分为三步。第一步：逆转录，使用随机引物和逆转录酶将病毒 RNA 转化为 cDNA；第二步：使用针对靶基因序列的特异性引物对 cDNA 进行 PCR 扩增；第三步：琼脂糖凝胶电泳法检测扩增产物。

【实验仪器和材料】

1. 实验仪器　PCR 扩增仪、生物安全柜、微型离心机、涡旋振荡器、琼脂糖凝胶电泳系统、凝胶成像系统、微量移液器（0.5~10µl 连续可调）。

2. 实验材料　带滤芯的吸头、EP 管、200µl PCR 反应管。

3. 试剂

（1）RNA 提取试剂　参照实验三。

（2）逆转录试剂　M-MLV 逆转录酶（20U/µl）、随机引物（50µmol/L）、dNTPs 溶液（每种 dNTP 各 2.5mmol/L）、RNA 酶抑制剂（RNasin inhibitor，40U/µl）、5×逆转录缓冲液、DEPC 水。

（3）扩增试剂　甲型流感病毒 M 基因上、下游引物（5µmol/L），*Taq* DNA 聚合酶（5U/µl），dNTPs 溶液（每种 dNTP 各 2.5mmol/L），PCR 缓冲液。

引物序列可通过引物设计软件进行设计后合成。本实验参考引物序列：

上游引物序列：5′-GAAAGATGAGTCTTCTAACCGAGG-3′

下游引物序列：5′-GTTTTTTACTCCAATTCTATGTTGAC-3′

扩增产物长度为 992bp。

（4）琼脂糖凝胶电泳试剂　参照实验七。

（5）其他试剂　DNA marker 等。

【实验步骤】

1. 样本 RNA 提取　本实验可检测人咽拭子中的甲型流感病毒 RNA。咽拭子标本的 RNA 提取流程可参考实验三，也可购买商品化提取试剂盒并按说明书操作。提取过程中可用去离子水作为阴性对照、以甲型流感病毒假病毒作为阳性对照与样本同时提取。提取后的 RNA 应尽快检测。

2. 逆转录反应

（1）将逆转录试剂在室温下解冻，解冻后置于冰上，所有试剂使用前需旋涡振荡混匀并瞬时离心。根据样本数量及阴性对照、阳性对照数量，按照表 18-1 配制逆转录反应体系于 PCR 反应管中，注意应在冰上准备所有试剂和 RNA 样本。

表 18-1　逆转录反应体系

组成	待测样本管	阴性对照管	阳性对照管
总 RNA	样本 RNA 1µg	阴性对照 RNA 1µg	阳性对照 RNA 1µg
随机引物	1µl	1µl	1µl
5×逆转录缓冲液	4µl	4µl	4µl
dNTPs	2µl	2µl	2µl
RNasin inhibitor	1µl	1µl	1µl

续表

组成	待测样本管	阴性对照管	阳性对照管
M-MLV 逆转录酶	0.5μl	0.5μl	0.5μl
DEPC 水	补足至 20μl	补足至 20μl	补足至 20μl

（2）配制完成后混匀，短暂离心，将反应管放入 PCR 扩增仪，42℃孵育 60 分钟，随后 95℃ 5 分钟灭活逆转录酶。

（3）冷却后，所得 cDNA 可直接用于后续 PCR 扩增或暂存于 -20℃保存备用。

3. PCR 扩增

（1）根据样本数量及阴性对照、阳性对照数量取 PCR 反应管，按照表 18-2 配制 PCR 反应体系。

表 18-2 PCR 反应体系配制

组成	待测样本管	阴性对照管	阳性对照管
cDNA	样本 cDNA 5μl	阴性对照 cDNA 5μl	阳性对照 cDNA 5μl
上游引物	1.5μl	1.5μl	1.5μl
下游引物	1.5μl	1.5μl	1.5μl
10×PCR 缓冲液	5μl	5μl	5μl
dNTPs	1μl	1μl	1μl
Taq 酶	1μl	1μl	1μl
去离子水	补足至 50μl	补足至 50μl	补足至 50μl

（2）配制完成后混匀，短暂离心，放入 PCR 扩增仪，95℃ 2 分钟，然后按以下条件进行热循环：95℃变性 30 秒，61℃退火 30 秒，72℃延伸 1 分钟，循环 40 次；最后 72℃延伸 7 分钟。

4. 琼脂糖凝胶电泳

（1）制胶过程　参照实验七。

（2）加样　在微量加样板上将 5μl RT-PCR 产物（待测样本、阴性对照、阳性对照）分别与 1μl 6×上样缓冲液混匀，用微量加样器加至凝胶样品孔中，同时将 DNA Marker 加至另一样品孔中。

（3）电泳　盖上电泳槽，接通电源，以 5V/cm 左右的电压电泳至各产物分离，一般 1~2 小时。将凝胶置于凝胶成像系统中，观察结果。

【实验结果】

1. 对照 DNA Marker 泳道，阳性对照的 PCR 产物应在预期大小的位置出现明显的条带，条带位置与选用的引物序列有关。阴性对照应无条带出现。

2. 如果对照孔满足以上要求，再观察待测样本的泳道，如无条带出现为甲型流感病毒检测阴性；如在预期的位置出现明显的条带，为甲型流感病毒检测阳性。

【注意事项】

1. RNA 实验要求严格的无 RNA 酶环境，使用专用的无 RNA 酶实验耗材（如 EP 管、吸头等），实验人员应穿戴洁净工作服、一次性手套，并勤换手套，以避免 RNA 酶的污染。

2. RNA 提取的质量和完整性是影响 RT-PCR 反应的重要因素。另外，RNA 中如有残留的蛋白质、盐、酚等杂质也会影响逆转录和 PCR 效率。

3. 如果阳性对照和阳性样本的扩增产物条带未出现在预期的分子量位置上，可能的原因有：引物设计不当或引物质量不佳导致非特异性扩增，生成非目的条带；PCR 反应条件设置不合理，导致非特异性扩增。

4. 不同公司所提供的 RNA 提取试剂、逆转录试剂、PCR 试剂会有所差异，具体体系配制、反应条件可根据实际情况调整。

（孙宝清）

实验十九　实时荧光定量 PCR（染料法）检测 *HER2* 癌基因表达

【实验目的】

掌握实时荧光定量 PCR（染料法）检测人表皮生长因子受体 2 癌基因的表达。

【实验原理】

实时荧光定量 PCR（real – time fluorescence quantitative PCR）技术主要分两类，分别是染料法和探针法。染料法作为一种非特异性检测扩增序列的方法，是荧光定量 PCR 最早使用的方法。目前主要使用的染料 SYBR Green I 能与 DNA 双链的小沟特异性地结合，在激发光源的照射下发出荧光信号，而游离的染料不会发出任何荧光信号，其信号强度代表双链 DNA 分子的数量。因此，随 PCR 产物的增加，PCR 产物与染料的结合量增大，荧光信号也就越强，可对任何目的基因定量。其优势在于使用方便，不需要设计复杂的荧光探针，使检测方法变得简便，同时也降低了检测的成本。

人表皮生长因子受体（human epidermal growth factor receptor 2，HER2）是细胞生长、分化及存活的重要调节者，在 HER 受体的信号网络系统和细胞周期的调节中发挥重要作用。目前已经发现某些人类肿瘤呈现 *HER2* 基因的过度表达，如原发性乳腺侵入性导管癌中存在 *HER2* 的过度表达，该类乳腺癌患者对曲妥珠单抗治疗有效，因此 *HER2* 表达水平是乳腺癌的独立预后因子，准确检测其表达水平至关重要。

提取 *HER2* 高表达乳腺癌细胞株 mRNA，经逆转录后，以甘油醛-3-磷酸脱氢酶（glyceraldehyde-3-phosphate dehydrogenase，GAPDH）作为内参基因，分别运用针对 *HER2* 以及 *GAPDH* 的引物进行实时荧光定量 PCR，得出各组反应 *HER2* 以及 *GAPDH* 的 C_t 值（达到样品荧光阈值时的循环数）。根据标准曲线推算出相应的起始拷贝数，以 *HER2* 以及 *GAPDH* 起始拷贝数的比值作为 *HER2* 基因的 mRNA 在各组织中的相对值。

【实验仪器和材料】

1. **实验仪器**　荧光定量 PCR 仪、台式高速离心机、超净工作台、生物安全柜、微量进样器、移液器、涡旋振荡器。

2. **实验材料**　带滤芯的吸头、EP 管（0.5ml、1.5ml）、200μl PCR 反应管等。

3. **试剂**

（1）*HER2* 高表达细胞株：人乳腺腺癌细胞系（SK-BR-3 细胞）。

（2）RNA 提取试剂盒。

（3）M-MuLV 逆转录酶。

（4）SYBR Green Ⅰ混合液（含有 MgCl$_2$、dNTPs、PCR 反应缓冲液、SYBR Green Ⅰ、*Taq* DNA 聚合酶）。

（5）*HER2* 基因扩增引物序列

上游引物序列：5′-TGGTCAAGAGTCCCAACCATG-3′

下游引物序列：5′-ATCCCATCGTAAGGTTTGGCC-3′

扩增产物长度为 223bp。

（6）*GAPDH* 基因扩增引物序列

上游引物序列：5′-GAAGGTGAAGGTCGGAGT-3′

下游引物序列：5′-GAAGATGGTGATGGGATTTC-3′

扩增产物长度为 225bp。

（7）其他 RT-PCR、电泳相关试剂：参照实验十八和实验三。

【实验步骤】

1. RNA 的提取 用 Trizol 试剂盒提取 *HER2* 高表达细胞株（SK-BR-3）总 RNA，详见实验三。

2. 逆转录反应 详见实验十八。

3. 质粒构建 以 cDNA 为模板，PCR 反应后分别得到 *HER2* 和 *GAPDH* 片段，将纯化的片段克隆到通用载体上，提取含有插入片段的质粒 DNA，经测序核实无误后，保存备用。

4. 标准品制备 根据构建好的标准质粒的分子量和质量浓度，计算其拷贝数浓度。对质粒 DNA 进行 10 倍的系列稀释，得到拷贝数依次相差 10 倍的标准品。也可购买商品化的 *HER2* 和 *GAPDH* 的 DNA 标准品。

5. 配制 PCR 反应体系

（1）目的基因 20μl 反应体系 SYBR Green Ⅰ 混合液 10μl，*HER2* 基因上游引物（2μmol/L）2.0μl，下游引物（2μmol/L）2.0μl，cDNA 模板（样品或标准品或灭菌蒸馏水）2.0μl，灭菌蒸馏水 4.0μl。

（2）内参基因 20μl 反应体系 SYBR Green Ⅰ 混合液 10μl，*GAPDH* 基因上游引物（2μmol/L）2.0μl，下游引物（2μmol/L）2.0μl，cDNA 模板（样品或标准品或灭菌蒸馏水）2.0μl，灭菌蒸馏水 4.0μl。

6. 扩增反应 将目的基因与内参基因同时在实时荧光定量 PCR 仪器上反应，每个基因设 3 个平行管，标准品、样品、空白对照同时进行扩增。反应条件如下：95℃预变性 5 分钟；95℃变性 15 秒，60℃退火 30 秒，72℃延伸 15 秒，扩增 40 个循环。72℃用 single 模式采集荧光信号，保存数据文件并运行。

【实验结果】

1. 荧光定量标准曲线的绘制 以稀释的质粒 DNA 溶液来制作标准曲线的模板，仪器能自动以系列稀释液中 DNA 拷贝数的对数作为横坐标、以 C_t 值为纵坐标制图和确定斜率的函数公式（图 19-1），在测定样品时自动计算出其拷贝数（也可使用商品化 *HER2* DNA 标准品直接建立标准曲线）。

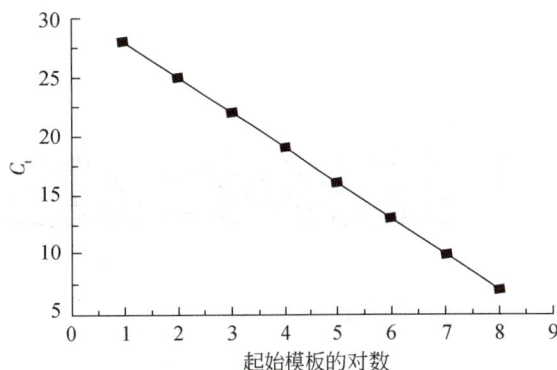

图 19-1 荧光定量标准曲线

2. 荧光定量熔解曲线分析 PCR 扩增结束后，设置一段由 65℃ 逐渐升温到 95℃ 的程序，升温速度为每秒 0.15℃，仪器检测该过程荧光信号的改变，即可得到熔解曲线的荧光图谱。熔解曲线见图 19-2，显示基因扩增为单峰，无杂峰，表明荧光定量结果可信。

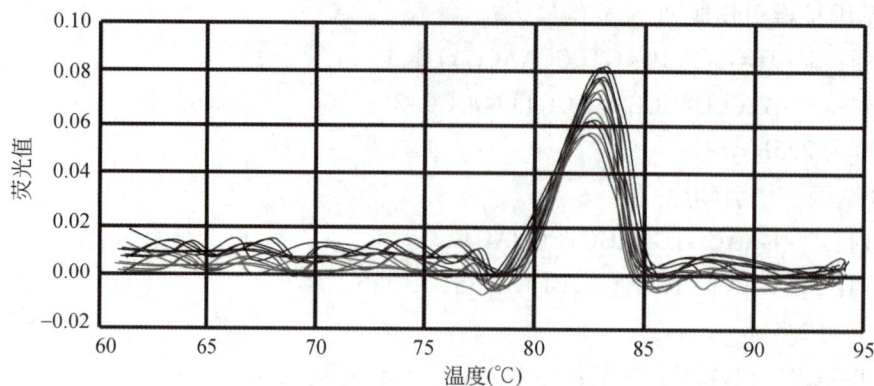

图 19-2 荧光定量熔解曲线

3. 数据分析 PCR 扩增反应完成后，仪器将给出各个样品的 C_t 值。根据各个样品的 C_t 值，在标准曲线中读出每个样品对应的起始拷贝数，以此对每个样品 cDNA 进行定量分析。*HER2* 基因的 mRNA 相对值计算公式：

$$SQ = \frac{HER2 \text{ 拷贝数}}{GAPDH \text{ 拷贝数}}$$

【注意事项】

1. RNA 提取程序应标准化，尽量采用试剂盒进行提取。

2. 荧光信号的测定：SYBR Green I 不会与单链 DNA 结合，因此变性时荧光强度最低。延伸末期，所有 DNA 均是双链，结合状态的 SYBR Green I 含量最大。因此，通常是在延伸期结束时进行 SYBR Green I 荧光信号测定。

3. SYBR Green I 容易与非特异性双链 DNA 结合，产生假阳性。该法对引物特异性要求较高，引物的特异性及稳定性是保证 PCR 扩增效率最为关键的因素之一，目前已有商用引物设计软件可用。

4. 高浓度的 SYBR Green I 对扩增酶有毒性作用，会导致扩增效率降低，应注意染料浓度的优化。

5. 如果熔解曲线的峰型不是单一窄峰，产生了两个及两个以上波峰或宽峰，说明 PCR 产物中含非特异性产物或引物二聚体，需优化反应条件和反应体系。

（刘　湘）

实验二十　实时荧光定量 PCR（探针法）检测 EB 病毒

【实验目的】

掌握用实时荧光定量 PCR（探针法）进行 EB 病毒（Epstein-Barr virus，EBV）DNA 定量检测的方法。

【实验原理】

EB 病毒 DNA 定量检测可辅助诊断是否有 EB 病毒感染，对相关疾病的早期筛查、早期诊断、临床分期、疗效评估、预后判断等方面有着重要临床意义。采用实时荧光定量 PCR（探针法）检测全血中 EB 病毒 DNA 含量，可以及时准确地反映病毒在患者体内的消长情况，可作为鼻咽癌治疗预后、转移和复发的监测指标，还可帮助诊断 EB 病毒感染及其相关疾病，如传染性单核细胞增多症、某些类型的淋巴瘤等。在血液病患者中，EB 病毒 DNA 水平的升高可能提示疾病复发或进展，对治疗有指导意义。此外，EB 病毒 DNA 检测还可用于鉴别诊断，以排除其他类似症状的疾病。

实时扩增技术是通过检测反应体系的荧光信号与模板扩增产物成比例的变化来对反应体系的原始模板数进行定量。染料法由于引物特异性要求高，且高浓度的颜料对扩增酶有毒性，因此现多使用序列特异性探针法，目前应用于临床检测的商品化试剂盒仍多采用 TaqMan 水解探针检测模式。

本实验通过裂解全血中 EB 病毒颗粒，提取其基因组 DNA，采用核酸扩增结合 TaqMan 荧光探针技术，利用一对 EB 病毒的特异性引物和一特异结合于扩增区另一位点的 TaqMan 探针，实现对 EB 病毒 DNA 模板的实时定量检测。

TaqMan 水解探针检测模式中，需要一条能与模板中特异序列互补的荧光探针，探针的 $5'$ 端和 $3'$ 端分别标记报告基团 R 和淬灭基团 Q，两个基团距离较近时 R 基团荧光被 Q 基团吸收，反应体系中检测不到荧光信号。在延伸中，Taq DNA 聚合酶沿着模板合成新链，当移动到探针与模板互补处时，Taq DNA 聚合酶利用 $5' {\rightarrow} 3'$ 外切酶活性把 R 基团从探针上切下来，此时 Q 基团的抑制作用消失，R 基团便释放出荧光。游离的 R 基团的荧光信号的强弱与 PCR 产物量成正比。因此，通过检测荧光信号的积累可以反映 EB 病毒 DNA 的扩增产物的积累，同时检测系列标准品，将 PCR 扩增信号达到阈值的循环数（C_t 值）与已知标准品浓度对数做直线回归得到标准曲线，根据待测样本的 C_t 值计算出样品的起始模板浓度。

【实验仪器和材料】

1. 实验仪器　荧光定量 PCR 仪、台式高速离心机、超净工作台、生物安全柜、涡旋振荡器、干式恒温器（金属浴）、移液器。

2. 实验材料　带滤芯的吸头、EP 管（0.5ml、1.5ml）、200μl PCR 反应管、试管等。

3. 试剂

（1）商品化的 EB 病毒 DNA 提取液。

（2）TaqMan Universal PCR 混合液（含有 $MgCl_2$、dNTPs、PCR 反应缓冲液、Taq DNA 聚合酶）。

（3）阳性对照质控品。

（4）阴性对照质控品。

（5）四个浓度的标准品模板。

（6）引物和探针

正向引物序列：$5'$-GTAGAAGGCCATTTTTCCAC-$3'$

反向引物序列：$5'$-TTTCTACGTGACTCCTAGCC-$3'$

TaqMan 探针：$5'$FAM-ACCACCGTGGCCCAGATGG-TAMRA-$3'$，其中探针 $5'$ 端标记荧光发射基团 FAM，$3'$ 端标记荧光淬灭基团 TAMRA。

【实验步骤】

1. 质粒的构建及标准曲线的建立 参照实验十九构建质粒（选用与本方法匹配的引物）。也可使用商品化 EB 病毒 DNA 标准品直接建立标准曲线。

2. 采集样本 抽取被检者外周血 2ml 于 EDTA-K$_2$ 抗凝管。

3. 提取 DNA

（1）质控品处理 取出阴性或阳性对照质控品，8000r/min 离心数秒，吸 50μl 至 0.5ml 灭菌 EP 管中，加入 50μl DNA 提取液充分混匀，100℃恒温处理（10±1）分钟；12000r/min 离心 5 分钟，备用。

（2）标本处理 取全血 1ml 至干燥玻璃试管中，加入生理盐水 1ml 轻摇混匀稀释；取干燥玻璃试管先加入 500μl 淋巴细胞分离液，再将稀释好的全血用加样枪缓慢加至加有淋巴细胞分离液的试管中（注意沿管壁，速度要慢）；2000r/min 离心 20 分钟；吸取白细胞层（从上而下的第二层），加入 1.5ml 离心管，12000r/min 离心 5 分钟；去上清，沉淀中加入 50μl DNA 提取液充分混匀，100℃恒温处理（10±1）分钟；12000r/min 离心 5 分钟，备用。

4. 20μl PCR 反应体系的配置 正、反向引物（20μmol/L）各 0.4μl，模板（阴性对照质控品或阳性对照质控品或待测样本或标准品或灭菌蒸馏水）2μl，TaqMan Universal PCR 混合液 10μl，TaqMan 探针 2μl，灭菌蒸馏水 5.2μl。

5. 扩增反应 在实时荧光定量 PCR 仪器上进行扩增反应，每个标本设 3 个平行管，标准品、样品、质控品和空白对照同时进行扩增。反应条件如下：50℃激活 2 分钟；95℃预变性 10 分钟；95℃变性 15 秒，60℃退火 1 分钟，40℃冷却 10 秒，扩增 45 个循环。40℃用 single 模式采集荧光信号，保存数据文件并运行。

【实验结果】

1. 设定基线 不同的 PCR 仪操作略有不同，具体操作时，参照仪器说明书。

2. 检测质控

（1）质控品 空白和阴性对照的 C_t 值应无数值，EB 病毒 DNA 拷贝数应为 0.0 copies/ml；阳性对照应在设定范围内，否则按室内质控失控处理。

（2）标准曲线 实验中只需获得标准 S 型扩增曲线（彩图 6），即可进行标准曲线设置和结果分析，阳性标准品的 C_t 值均应小于 38。输入 1~4 号阳性标准品的浓度，仪器自动以阳性标准品浓度的对数值为横坐标，以其实际测得的 C_t 值为纵坐标绘出标准曲线（见实验十九中的图 19-1），标准曲线的拟合度（r）应小于等于 -0.98，否则视为定量结果无效。

3. 结果判断

（1）如果样本增长曲线不呈 S 型或 C_t 值≥38，则实验结果判为样品的病毒 DNA 总含量小于检测下限。

（2）如果增长曲线呈 S 型曲线且 C_t 值 <38，则：①若检测样本 EBV DNA 总含量 $< 5 \times 10^2$ copies/ml，直接报告 $<5 \times 10^2$ copies/ml；②若检测样本 5×10^2 copies/ml $<$ EBV DNA 总含量 $< 5 \times 10^7$ copies/ml，测定结果有效，可直接报告相应的拷贝数；③若检测样本 EBV DNA 总含量 $>5 \times 10^7$ copies/ml，直接报告 $> 5 \times 10^7$ copies/ml。如果需要精确定量结果，可将提取后的样品稀释至线性范围内再检测。

【注意事项】

1. 如果样本裂解产物当天不使用，则要保存在 -20℃。

2. 试剂的配制和标本制备

（1）试剂使用前要完全解冻，但应避免反复冻融。

（2）PCR 反应体系在临使用前配制，以保证试剂的活性。因为荧光探针的缘故，要避免中强光照射；在移液准确的前提下，尽量缩短操作时间，减少非特异扩增；充分振荡，使成分均匀。

（3）为标本制备阶段提供生物安全柜，实验过程中穿工作服，戴一次性手套，使用自卸管移液器。

3. 实验过程中，PCR 荧光定量检测法比较容易受污染，所以实验过程中应尽量避免反复开盖，所用耗材均需高压灭菌；实验结束后，实验中用过的吸头等耗材应与其他废弃物一同灭菌后丢弃，防止污染；工作台面应进行彻底的清洁和消毒；移液器应调回最大量程。

（刘　湘）

实验二十一　荧光 PCR（TaqMan-MGB 探针法）检测乙醇代谢基因多态性

【实验目的】

掌握 TaqMan-MGB 技术检测乙醇代谢基因多态性的原理与方法。

【实验原理】

乙醇在人体内的分解代谢主要靠两种酶：一种是乙醇脱氢酶，使乙醇脱氢变成乙醛，乙醛是中毒的罪魁祸首，使人产生恶心欲吐、昏迷不适等醉酒症状，对人体各重要脏器伤害极大；另一种是乙醛脱氢酶，脱去乙醛中的两个氢原子，使乙醛氧化为乙酸，随后被分解为二氧化碳和水。乙醇脱氢酶和乙醛脱氢酶的活性与其基因多态性密切相关。ADH2 是乙醇脱氢酶家系中重要成员，其基因外显子 3 存在多态性位点（rs1229984）：其中一个鸟嘌呤（G，野生型）被一个腺嘌呤（A，突变型）替代，就会导致其编码的多肽链 47 位的精氨酸（Arg）变为组氨酸（His）。即 Arg 47 His 基因型与酶活性存在如下关系：野生型纯合子 GG，酶几乎无活性；杂合子 GA，酶催化活性显著上升；突变型纯合子 AA，酶催化活性最高。ALDH2 是乙醛脱氢酶家系中重要成员，是体内催化乙醛氧化的关键酶，外显子 12 存在影响酶活性的多态性位点（rs671）：其中一个鸟嘌呤（G，野生型）被腺嘌呤（A，突变型）替代，导致其编码的多肽链第 487 位的谷氨酸（Glu）变为赖氨酸（Lys），即 Glu 487 Lys。基因型与酶活性存在如下关系：野生型纯合子 GG，酶具有正常催化活性；杂合子 GA，酶催化活性显著下降；突变型纯合子 AA，酶催化活性完全丧失。

本实验采用 TaqMan-MGB 探针法检测乙醇代谢基因两个最重要位点：rs1229984 和 rs671。分别设计针对 *ADH2*（rs1229984）G→A 和 *ALDH2*（rs671）G→A 的引物及 TaqMan – MGB 探针，野生型探针和正常序列匹配，各突变型探针和上述相应各突变位点相匹配且突变碱基位于探针序列中央，野生型探针和突变型探针只有一个碱基的差异。野生型探针 5′端分别标记荧光报告基团 FAM，突变型探针 5′端分别标记荧光报告基团 VIC，野生型探针和突变型探针 3′端标记 MGB 基团。MGB 是一种二氢环吡咯三肽，对 DNA 分子的小沟有特殊的亲和力，能增强探针与靶序列结合能力，从而缩短探针的长度，一般在 12 ~ 18bp，这样使得突变型探针与野生型探针结合相应序列具有比普通 TaqMan 探针更高的区分度。在荧光 PCR 仪上，一次 TaqMan 荧光 PCR 反应中，根据检测的荧光信号是 FAM 还是 VIC 或者两者兼有，即可分析上述位点为野生型、突变型还是杂合型。

【实验仪器和材料】

1. 实验仪器 荧光 PCR 仪、低温高速离心机、涡旋振荡器、干式加热模块、冰箱、制冰机、微量移液器。

2. 实验材料 吸头、EP 管、200μl PCR 反应管。

3. 试剂

（1）*ADH2*（rs1229984）引物及探针

上游引物序列：5′-TGAATCTGAACAGCTTCTCTTTAT-3′

下游引物序列：5′-ATGGCCTAAAATCACAGGAAG-3′

野生型探针：5′-FAM-CTGTGCGACAGATT-MGB-3′

突变型探针：5′-VIC-CTGTGTGACAGATT-MGB-3′

（2）*ALDH2*（rs671）引物及探针

上游引物序列：5′-GTGGCTACAAGATGTCGGG-3′

下游引物序列：5′-CAGCAGGTCCCACACTCAC-3′

野生型探针：5′-FAM-CATACACTGAAGTG-MGB-3′

突变型探针：5′-VIC-CATACACTAAAGTG-MGB-3′

下划线的碱基为野生型和突变型的差异碱基。

（3）阳性对照质控品 生物公司分别合成含有 *ADH2* PCR 产物序列 GG 型和 AA 型的质粒、*ALDH2* PCR 产物序列 GG 型和 AA 型的质粒，用 TE 稀释 1 万～10 万倍后作为 *ADH2/ALDH2* GG 型或 AA 型阳性对照质控品，两者混合后作为杂合子 GA 型的阳性对照质控品。

（4）阴性对照 以双蒸水代替样本加入 PCR 反应体系。

（5）荧光 PCR（探针法）试剂 从生物试剂公司购买。

（6）DNA 提取试剂 参照实验一。

【实验步骤】

1. 人基因组 DNA 的提取 可取人的口腔脱落细胞、静脉血或毛囊根部的细胞，按照实验一进行 DNA 提取。也可购买商品化的 DNA 提取试剂盒，按照说明书步骤进行操作。

2. *ADH2*、*ALDH2* PCR 扩增

（1）按照表 21-1，分别配制 *ADH2*、*ALDH2* PCR 反应体系。

表 21-1 反应体系配制

组成	加入量
10μmol/L 上、下游引物	各 1.0μl
10μmol/L 野生型/突变型探针	各 0.5μl
2×TaqMan 试剂	5.0μl
模板 DNA	2.0μl

（2）扩增条件：37℃，2 分钟；然后 94℃变性 20 秒，60℃退火 15 秒，读取荧光信号，循环 40 次。

【实验结果】

检验结果见彩图 7。检测时仅有 FAM 荧光信号，判断为 GG 型；检测时仅有 VIC 荧光信号，判断为 AA 型；检测时既有 FAM 荧光信号又有 VIC 荧光信号，则判断为 GA 型。

结果分析：通过检测乙醇脱氢酶和乙醛脱氢酶的基因多态性，从而判断这两种酶的活性及个人的乙醇代谢能力（酒量），更好地指导被检学生的生活。乙醇脱氢酶和乙醛脱氢酶两者均有高活性，则酒量很高。乙醇脱氢酶活性很高而乙醛脱氢酶无活性，则极易造成体内有毒的乙醛累积，酒量极低，饮酒后出现脸红、恶心、神志不清等中毒症状，最好不要饮酒。如果乙醇脱氢酶活性没有或非常低，则造成乙醇在体内累积，由于机体具备一定的乙醇耐受水平，酒量表现中等，这种类型的人通过训练，酒量会有所增加，但长期或过量饮酒，容易导致酒精中毒。

【注意事项】

1. 如取口腔脱落细胞，用棉签在口腔内壁黏膜上要刮拭充分，力度适中，以紧贴口腔内壁黏膜为宜，确保采样拭头各处都能蘸取口腔黏膜脱落细胞。

2. 口腔脱落细胞沉淀内加入裂解液后，要充分吹打混匀，避免细胞成团而不能充分裂解。

3. 操作时设立阴、阳性对照和空白对照，既可验证 PCR 反应的可靠性，又可以协助判断扩增系统的可信性。

（邹立林）

实验二十二　重组酶聚合酶扩增检测弓形虫 DNA

【实验目的】

掌握重组酶聚合酶扩增（RPA）的基本原理与方法，检测弓形虫 DNA 的临床意义。

【实验原理】

弓形虫病是一种广泛分布的人畜共患寄生虫病，由专性细胞内寄生的弓形虫引起，可感染人类和几乎所有的温血动物。目前针对弓形虫病没有效果显著的疫苗或药物，因此早期诊断和预防至关重要。目前检测弓形虫应用最为广泛的方法是 PCR，但该方法耗时较长，在现场诊断方面受到一定限制。

重组酶聚合酶扩增（recombinase polymerase amplification，RPA）是一种新型的恒温分子诊断方法，可在恒温（37～42℃）条件下进行扩增，在 20 分钟内将目的 DNA 拷贝数扩增到可检测水平。RPA 的基本原理是：在 ATP 供能的条件下，重组酶（Uvs X）在重组酶辅因子（Uvs Y）协助下与反应体系中的引物结合，形成酶-引物复合体。该复合体与反应体系的同源序列结合，促进复合物侵入双链 DNA，在同源序列处发生链交换反应形成 D 环结构，同时单链结合蛋白（Gp32）与被置换的 DNA 单链结合进一步稳定 D 环结构。重组酶从酶-引物复合体中解离，链置换 DNA 聚合酶（*Bsu*）识别引物游离的 3′-OH 端，以 dNTPs 为原料启动扩增反应，模板母链分离，DNA 子链合成。该过程不断循环进行，从而实现检测靶序列的指数扩增。

实时荧光 RPA（Exo - RPA）是将 RPA 技术与荧光探针相结合的检测方法。反应体系中加入 exo 荧光探针，即可通过检测荧光信号来判断是否存在靶序列。exo 荧光探针添加了 4 个修饰，分别为荧光基团、四氢呋喃（THF，作为一种不含碱基的核苷酸类似物修饰）、淬灭基团和 3′端封闭基团（图 22 -1）。当 exo 探针与靶序列互补结合，核酸外切酶 exo 酶会对 THF 位点进行特异性识别，并且在 THF 位点切割探针，荧光基团与淬灭基团分开，距离变远，淬灭效果减弱，荧光基团发出荧光，从而得到荧光扩增曲线。该方法不仅可以对目的片段进行快速检测，也能对核酸扩增的过程进行实时观察。该技术敏感性高、特异性强、反应快速、操作简便。

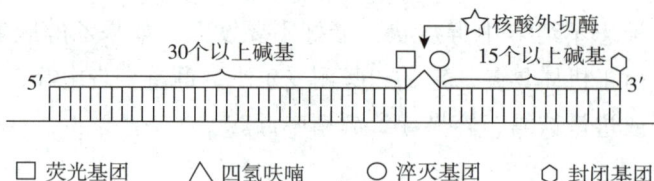

图 22 -1　exo 荧光探针

【实验仪器和材料】

1. 实验仪器　实时荧光定量 PCR 仪或荧光计、低温高速离心机、涡旋振荡器、冰箱、制冰机、干式加热模块、高压锅、微量移液器。

2. 实验材料　手术剪刀、镊子、研钵、一次性手套、吸头、EP 管、200μl PCR 反应管。

3. 试剂

（1）RPA 引物 exo 探针：根据高度保守序列的弓形虫 *B1* 基因设计引物及探针，目的片段大小为 194bp。

上游引物序列：5′-ACATTCCAGCAACTTCTGCCTTTGTTCTTT-3′

下游引物序列：5′-GCGACCAACCTTGTCCTGATGACACGTCTC-3′

EXO 探针：5′-AGCCAACCCAGCAAACACCGACGAACTCTC[FAM-dT][THF][BHQ1 - dT]AGAG-
TAACAAAGAGAC-3′-Spacer

（2）阳性对照质控品　生物公司合成含有 RPA 产物全长序列的质粒，用 TE 稀释 1 万 ~ 10 万倍后作为阳性对照质控品。

（3）阴性对照质控品。

（4）exo 商品化试剂盒。

【实验步骤】

1. DNA 的提取　可取猪肉、牛肉或宠物（猫、狗等）的血液、组织或体液样本，按照实验一进行 DNA 提取。也可购买商品化的 DNA 提取试剂盒，按照说明书步骤进行操作。

2. Exo - RPA 方法检测样品

（1）按表 22 -1 制备每份样本的再水合溶液。

表 22 -1　再水合反应体系

组成	加入量（μl）
上游引物（10μmol/L）	2.1
下游引物（10μmol/L）	2.1

续表

组成	加入量（μl）
exo 探针（10μmol/L）	0.6
无引物再水合缓冲液	29.5
模板和水	13.2

再水合溶液总体积 47.5μl，振荡并短暂离心。

（2）对于每份样本，将 47.5μl 再水合溶液转移至反应微球中，吹打混匀至整个微球重悬。

（3）样本中加入 2.5μl 280mmol/L 醋酸镁（MgAc）并充分混匀。如果需要同时处理多个样本，可将 MgAc 加到反应管（8 联排管）的盖子中，小心盖紧管盖，避免溅出，通过离心使 MgAc 进入再水合材料中，以激活反应。短暂振荡后再次快速离心。

（4）将反应管放入荧光 PCR 仪或荧光计模块，39℃条件下，启动荧光检测，每 30 秒检测一次 FAM 荧光值，持续检测 20 分钟。对于低拷贝数模板的样本，在 4 分钟后取出反应管，振荡并短暂快速离心，然后将样本重新放回荧光 PCR 仪或荧光计，确保将管放回其在 PCR 仪或荧光计模块中的最初位置。

【实验结果】

根据在阈值时间内，扩增曲线是否上升、是否具有荧光值来判断。若在阈值时间内（一般为 5 ~ 20 分钟）有上升曲线且有荧光值，则检测结果判定为阳性，否则判定为阴性。

结果分析：Exo – RPA 是一种很有前景的检测弓形虫的方法，敏感性高、特异性强、经济快速，为监测和控制弓形虫病的传播提供了可靠的手段，同时也为动物和人感染弓形虫提供了诊断方法。

【注意事项】

1. RPA 引物长度在 30 ~ 35bp，若过长，可能产生二级结构和潜在的引物噪音。RPA 中扩增的靶标长度大小直接影响扩增灵敏度和反应的速率，靶标长度不超过 500bp，理想长度为 100 ~ 200bp。

2. 微球上的反应是靠 MgAc 来激活。即使在室温下，一旦加入 MgAc，RPA 反应立即启动。建议在加入 MgAc 后，迅速将样本置于选择的孵育温度下进行孵育。

3. 对于低拷贝数模板的样本扩增（例如模板拷贝数小于 100），小反应体积中低拷贝数模板的快速扩增会引起局部底物耗尽，从而影响检测敏感性。可在孵育 4 ~ 5 分钟后取出反应管手动混匀或振荡混匀，快速离心后将样本重新放回原位。另外，孵育期间也可使用微珠进行磁力搅拌。如果 RPA 反应中模板的拷贝数很高，则不需要混匀。

4. RPA 产物电泳前需要纯化，因为反应体系中的成分会干扰正常的琼脂糖凝胶电泳，如果不进行反应产物回收，电泳条带可能是弥散带。RPA 产物纯化可采用 PCR 产物纯化试剂盒。

5. 普通 RPA 的扩增产物经纯化后可进行测序，但若使用重组酶聚合酶等温检测荧光试剂盒，其扩增产物不可以进行测序，这是因为在荧光试剂盒中使用了核酸外切酶，会对扩增产物进行消化。

（邹立林）

实验二十三 核酸依赖性扩增检测 H5 亚型禽流感病毒 RNA

【实验目的】

掌握核酸依赖性扩增（nucleic acid sequence based amplification，NASBA）技术的基本原理与方法。

【实验原理】

禽流感是一种具有从呼吸道疾病到严重性全身组织出血性病变等多种症状的急性高度致死性传染病，致病元凶为禽流感病毒（avian influenza virus，AIV）。AIV 除感染禽类外，传播给人类的事件也屡有报道，对人类健康构成严重威胁。禽流感病毒 RNA 的检测，在疫情爆发时可以及时、准确地监测和检测病毒感染状态，以采取有效措施控制病毒的扩散、阻断传染源，同时对于疑似感染的排除、避免误诊和减少恐慌都具有重要意义。

禽流感病毒属于甲型流感病毒，依据甲型流感病毒外膜血凝素（HA）蛋白抗原性的不同，目前可分为 17 个 HA 亚型（H1 ～ H17），其中 H5 和 H7 型被定为高致病性。本实验选取 H5 亚型禽流感病毒基因组中 *HA* 基因的保守序列作为扩增目的序列，设计特异性的引物，同时，T7 噬菌体 RNA 聚合酶识别的启动子序列并入引物序列中。NASBA 技术的具体反应原理如下：以 AIV-RNA 作为模板，在恒定温度下，首先被逆转录酶逆转录成 cDNA，形成 RNA-DNA 杂交分子，核糖核酸酶 H（RNase H）降解RNA-DNA 杂交分子中的 RNA 链，生成单链 cDNA，并进一步合成双链 DNA；T7 RNA 聚合酶识别双链DNA 中的 T7 启动子序列，催化 DNA 模板合成 RNA 产物，这一过程可以循环进行，实现 RNA 的大量扩增，最后通过琼脂糖凝胶电泳分析扩增产物。

【实验仪器和材料】

1. 实验仪器 PCR 仪（具有恒定温度功能）、生物安全柜、微型离心机、涡旋振荡器、琼脂糖凝胶电泳系统、凝胶成像系统、微量移液器（0.5 ～ 10μl 连续可调）。

2. 实验材料 带滤芯的吸头、EP 管、200μl PCR 反应管。

3. 试剂

（1）样本及核酸提取 AIV 假病毒、阴性对照品；提取试剂参照实验三。

（2）扩增试剂 禽源成髓细胞瘤逆转录酶（avian myeloblastosis virus reverse transcripts，AMV-RT）、RNase H、噬菌体 T7 RNA 聚合酶、10μmol/L 特异性引物、10mmol/L dNTPs、10mmol/L NTPs、5×缓冲液（含有 Mg^{2+} 等必要成分）、1% ～ 10% DMSO、1mg/ml 牛血清白蛋白。

上游引物序列（下划线表示 T7 DNA 依赖的 RNA 聚合酶启动子序列）：

5′-AATTCTAATACGACTCACTATAGGGAGAAGGCCAIAAAGA（C/T）AGACCAGCTA-3′

下游引物序列：5′-GATGCAAGGTCGCATATGAGGAGAGAAGAAGAAAAAAGAGAGGAC-3′

（3）琼脂糖凝胶电泳试剂 参照实验七。

（4）其他试剂 RNA 分子量标准品。

【实验步骤】

1. 核酸提取 将 AIV 假病毒作为待测样品，与阴性对照品（可用高压灭菌的生理盐水或纯化水，用于监控实验环境污染）一并按照实验三进行核酸提取。也可购买商品化的 RNA 提取试剂盒，按照说明书步骤进行 RNA 提取。

2. NASBA 扩增

（1）根据检测样本数取相应数量的 PCR 反应管，按表 23 –1 配制反应体系，瞬时离心后放入 PCR 仪，设置程序并运行：65℃，5 分钟；41℃，5 分钟。

表 23 –1 NASBA 扩增反应体系配制 1

组分	加入量（μl）
5 × 缓冲液	4.0
10mmol/L dNTPs	0.5
10mmol/L NTPs	1.0
10μmol/L 上、下游引物	各0.5
DMSO	0.5
RNA 模板	1.5

（2）从 PCR 仪取出反应管，按表 23 –2 补充反应体系至总体积为 20μl，瞬时离心后放入 PCR 仪，设置程序并运行：41℃，1.5 小时。

表 23 –2 NASBA 扩增反应体系配制 2

组分	加入量（μl）
RNase H	1.5
AMV–RT	2.5
T7 RNA 聚合酶	2.5
1mg/ml 牛血清白蛋白	5.0

3. 琼脂糖凝胶电泳

（1）制胶过程 参照实验七。

（2）样品点样 将凝胶放于电泳槽内，加入 1 × TAE 电泳缓冲液至液面略高于凝胶。将 5μl RNA 扩增产物和 1μl 6 × 电泳上样缓冲液混匀后，用微量移液器加至点样孔中，在凝胶一侧点样孔加入 RNA 分子量标准品。

（3）电泳 接通电源，确认电泳槽黑色电极连接到电泳电源的负极端（靠近点样孔端），红色电极连接到电泳电源的正极端。盖上电泳槽，接通电源，以 5V/cm 左右的电压电泳（约 1 小时）至各产物分离，关闭电源结束电泳。

（4）凝胶成像 小心取出凝胶，放入凝胶成像仪观察凝胶的条带，拍照记录 RNA 条带的位置和强度。

【实验结果】

1. 待测样品（AIV 假病毒）在琼脂糖凝胶电泳中预期大小的位置能观察到清晰、单一的条带。
2. 阴性质控在琼脂糖凝胶上应无条带。

【注意事项】

1. 待测样品应视为具有生物危险物质，避免接触皮肤和黏膜；实验结束后，用过的三角烧瓶、电泳槽、凝胶模具、点样梳等应及时清洗晾干；PCR 反应管、滤芯吸头、手套、口罩等废弃物应丢弃至医疗垃圾桶中；样本操作和处理均需符合相关法规要求，包括原卫生部《微生物和生物医学实验室生物安全通用准则》和《医疗废物管理条例》。

2. 由于 RNA 样品容易降解，所有实验器材和试剂需进行 DEPC 处理或采用无 RNase 处理，操作过程中应穿工作服，佩戴一次性手套和口罩，需避免 RNase 污染。

3. PCR 反应体系的试剂组分使用前要完全解冻并进行瞬时离心，避免反复冻融。扩增反应体系中的试剂均可购买商品化的试剂，不同的试剂盒其组成、浓度、加入量等有所区别，需按照试剂说明书进行操作。

4. 因反应需要恒温条件，需确保 PCR 仪温度设置准确，且仪器经过校准并处于校准效期内。

5. 检测临床样本时每次实验需设置阳性和阴性质控，确保实验结果的可靠性。

（孙宝清）

第四章　分子克隆技术

分子克隆也称为 DNA 重组或基因工程，其原理是：在体外将不同来源的 DNA 分子通过末端共价连接（磷酸二酯键），形成重新组合的 DNA 分子，将构建的具有自主复制能力的重组 DNA 分子导入宿主细胞，最终获得大量 DNA 或 DNA 表达产物。

该过程需要使用各种工具酶。限制性核酸内切酶如同剪刀，可以识别双链 DNA 内特定序列，并通过裂解该序列特定位点间的磷酸二酯键进行"切割"，是分子克隆中最重要的工具酶之一。使用限制性核酸内切酶分别切割载体和目的 DNA 片段，然后通过 DNA 连接酶将其重新连接形成重组 DNA，进而导入宿主细胞。以质粒为载体将重组 DNA 分子导入细菌的过程称为转化。

根据不同载体及相应宿主系统遗传学性状进行重组子的筛选，常用方法有抗性标记筛选、抗性标记插入失活筛选、α-互补筛选和标志补救筛选等。重组子鉴定方法包括电泳、酶切分析、PCR 扩增、分子杂交和序列测定等。

分子克隆技术可用于分子诊断、特定疾病的基因治疗，以及通过工程菌利用发酵工业进行特定基因（如胰岛素、干扰素、乙型肝炎病毒表面抗原等的基因）的表达及大规模生产等。本章重点介绍 DNA 分子的酶切与回收、DNA 重组与转化、重组子的筛选与鉴定、外源基因的表达与检测的基本原理、操作方法和注意事项。

实验二十四　DNA 的限制性酶切反应

【实验目的】

掌握限制性核酸内切酶切割 DNA 的原理与方法。

【实验原理】

限制性核酸内切酶简称限制性酶，是一类能特异识别、结合并切割双链 DNA 分子内特定碱基序列的内切核酸酶，为原核生物特有。分子克隆中常用的是 II 型限制性酶，如 *Eco*R I 、*Hind* III、*Bam*H I 等，目前已从细菌中提取出两千多种限制性酶，很多已商品化。限制性酶通过"切割"双链 DNA 中每一条链上特定位点的磷酸二酯键使 DNA 断裂，利用它可方便地按需要对 DNA 进行"剪切"加工。若基因片段两端的酶切位点不同，则需进行双酶切反应。

对外源 DNA 片段进行酶切，可获得目的基因用于分子克隆。对载体进行酶切，可以：①用于插入目的 DNA 片段；②进行酶切图谱分析，并以此与目的基因的已知图谱对比；③用于已构建重组子的鉴定，即区分重组子与非重组子，以及鉴定目的重组子。图 24 - 1 作为示例，展示了在 pSTV28 质粒载体上插入的外源 DNA 和所利用的限制性酶。

本次实验使用限制性核酸内切酶 *Eco*R I 和 *Hind* III 对质粒 DNA 进行双酶切，反应结束后经琼脂糖凝胶电泳鉴定酶切结果。

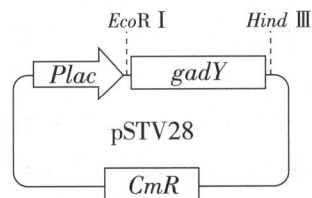

图 24 - 1　构建的 pSTV28-*gadY* 质粒模型及部分酶切位点示意图

注：*Plac* 指强启动子，用于过表达下游的插入基因（本例中为 *gadY*）；*CmR* 表示氯霉素的抗性基因，用作转化筛选标记。

【实验仪器和材料】

1. 实验仪器 台式离心机、恒温培养箱、水平式凝胶电泳槽、稳压稳流电泳仪、紫外透射仪、凝胶成像系统、微量移液器。

2. 实验材料 EP 管、吸头等。

3. 试剂

(1) 纯化的质粒 DNA（0.2mg/ml）：溶于 TE 缓冲液（pH 8.0）。

(2) 限制性酶 *Hind*Ⅲ：浓度为 8 ~ 20U/μl，识别位点为 AAGCTT。

(3) 限制性酶 *Eco*RⅠ：浓度为 8 ~ 20U/μl，识别位点为 GAATTCT。

(4) 10 × 限制性酶缓冲液：500mmol/L Tris-HCl（pH 8.0），100mmol/L $MgCl_2$，500mmol/L NaCl，10mmol/L DTT。

(5) 其他电泳相关试剂：参照实验七。

(6) λDNA/*Hind* Ⅲ相对分子质量标准参照物。

【实验步骤】

1. 配制酶切体系 冰浴条件下，在无菌 0.5ml EP 管中按表 24 -1 依次加入以下试剂。混匀后短暂离心混匀。

表 24 - 1 酶切体系

组分	加入量
质粒 DNA	5μl（1μg）
10 × 限制性酶缓冲液	2μl
限制性酶 *Hind* Ⅲ	1μl（1 ~ 2U）
限制性酶 *Eco*RⅠ	1μl（1 ~ 2U）
超纯水	补至 20μl

2. 酶切 37℃恒温水浴，或培养箱中放置 1.5 ~ 2 小时。

3. 鉴定 参考实验七进行琼脂糖凝胶电泳，于紫外灯下观察 DNA 片段，参照 λDNA/*Hind* Ⅲ相对分子质量标准参照物，判断各条带 DNA 的相对分子质量，观察胶上是否含有预期产物条带。

【实验结果】

1. 电泳对照 将未酶切的质粒作为电泳对照，可以帮助判断酶切后大片段条带的性质。由于提取方式、存放时间不同等各种因素的影响，用作对照的未酶切质粒可能呈现多种形态，在电泳图上与酶切后的线性载体的相对位置也不固定（图 24 -2、图 24 -3），不能完全通过 DNA 分子量标准来比较二者的大小。图 24 -2 为单酶切结果，酶切片段只有一个条带（泳道 1、2），即酶切后的线性载体。图 24 -3 为双酶切结果，由于两个酶的酶切位点之间距离很近，切下的小片段在电泳图中几乎不可见，因此酶切后也只见到一个条带（泳道 1 ~ 5）。

2. 酶切片段大小分析 对质粒进行酶切，会形成目的片段和线性载体。若从质粒载体上切下的片段较小，则酶切后线性载体条带较粗、位置较高，目的片段条带较细、位置较低（图 24 -4）。可根据 DNA 分子量标准来判断是否获得了预期大小的片段。

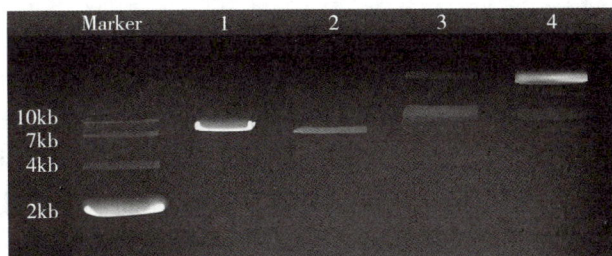

图 24 - 2 质粒酶切后琼脂糖凝胶电泳结果（单酶切）

Marker 是 DNA 分子质量标准

1、2 是酶切下的线性载体，3、4 是未酶切质粒（不同方法提取）

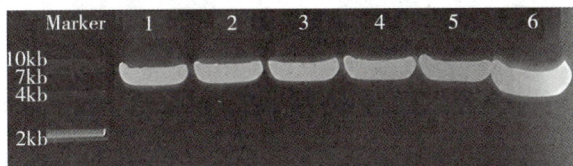

图 24 - 3 质粒酶切后琼脂糖凝胶电泳结果（双酶切后的大片段）

Marker 是 DNA 分子质量标准

1~5 是酶切下的线性载体，6 是未酶切质粒 DNA

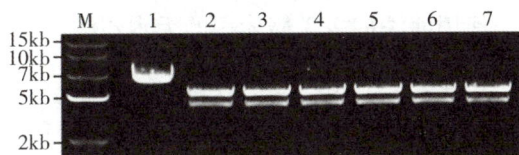

图 24 - 4 双酶切后琼脂糖凝胶电泳结果

M 是 DNA 分子量标准

1 是未酶切质粒，2~7 是质粒双酶切后的样本

【注意事项】

1. 各种限制性酶都有其最佳反应条件，需严格遵照产品说明书操作。

2. 用于酶切的质粒 DNA 纯度要高，溶液中不能含有痕量苯酚、三氯甲烷、乙醇等核酸内切酶抑制剂，否则会导致切割不完全。

3. 为了避免限制性酶产生星活性，酶切反应时反应体系中加入的限制性酶的总体积不得超过反应体系总体积的 10%。

4. 要选择合适的分子量标准、琼脂糖凝胶的浓度、电泳时间等，这些因素对判断酶切后电泳条带的性质较为重要。

（王丽娜）

实验二十五　DNA 片段的回收

【实验目的】

掌握从琼脂糖凝胶中回收 DNA 片段的原理与方法。

【实验原理】

DNA 通过琼脂糖凝胶电泳分离后，可从琼脂糖凝胶中回收分离后的目的 DNA 片段用于后续实验。碘化钠溶液可破坏琼脂糖聚合物间的氢键，含目的 DNA 片段的琼脂糖凝胶被碘化钠溶液破坏后可在 55℃左右熔化，溶液中的目的 DNA 可用硅胶树脂吸附（DNA 在高盐缓冲液中可吸附在硅胶树脂上，在低盐缓冲液中可被洗脱下来），然后用洗涤缓冲液洗去盐离子造成低盐环境，最后用洗脱液将目的 DNA 洗脱回收。

DNA 片段的分离与回收是基因工程操作中一项重要的技术，用于收集特定酶切片段用于基因克隆或制备探针，或回收 PCR 产物用于再次鉴定等。

【实验仪器和材料】

1. 实验仪器　高速离心机、恒温水浴锅、移液器、核酸浓度检测仪等。

2. 实验材料　EP 管、吸头、手术刀片等。

3. 试剂　通常采用商品化试剂盒，溶液Ⅰ～Ⅳ通常为试剂盒配套。

（1）溶液Ⅰ　碘化钠溶液。

（2）溶液Ⅱ　硅胶树脂。

（3）溶液Ⅲ　洗涤缓冲液，使用前添加 2.3 倍体积的无水乙醇。

（4）溶液Ⅳ　TE 缓冲液（pH 8.0）。

【实验步骤】

1. 切胶　将实验二十四中获得的琼脂糖凝胶电泳产物置于紫外灯下观察，用手术刀片切下包含目的 DNA 片段的凝胶块。

2. 碘化钠溶液处理　将含有目的 DNA 片段的琼脂糖凝胶块放入 1.5ml EP 管中，加入 3 倍体积的溶液Ⅰ，混匀后置于 55℃恒温水浴并频繁振荡，至凝胶完全融化。

3. 吸附　加入 20μl 溶液Ⅱ，充分混合后室温放置 20 分钟，10000r/min 离心 1 分钟，弃上清液，收集吸附有 DNA 的硅胶树脂沉淀。

4. 洗涤　加入 800μl 已添加无水乙醇的溶液Ⅲ，振荡混匀后室温放置 10 分钟，10000 r/min 离心 1 分钟，弃上清液，收集吸附有 DNA 的硅胶树脂沉淀，重复此步骤一次。

5. 洗脱　加入 20μl 溶液Ⅳ，充分混匀后 55℃恒温水浴 10 分钟（使硅胶树脂与吸附的 DNA 发生解离），室温条件下，10000 r/min 离心 1 分钟，弃沉淀，吸取含有 DNA 的上清液。

6. 检测　取 2μl 质粒溶液，检测所回收 DNA 的浓度和纯度。

【实验结果】

回收实验所获得的 DNA 的浓度和纯度会影响后续连接实验效果。用核酸浓度分析仪检测，DNA 浓度与 A_{260} 成正比，蛋白质浓度与 A_{280} 成正比（图 25 - 1）。

【注意事项】

1. 硅胶树脂液使用前，一定要搅拌均匀。

2. 洗涤的目的是洗去硅胶树脂中的盐离子，为 DNA 分子与硅胶树脂的解离创造条件。

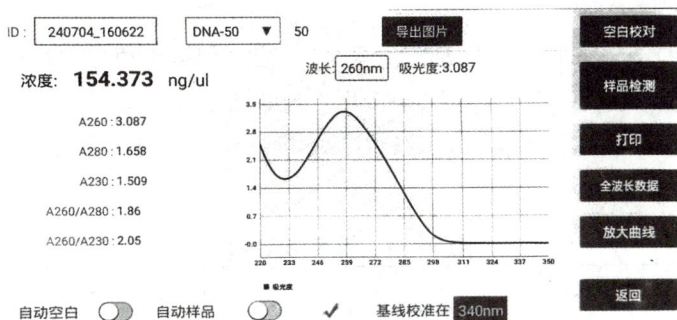

图 25−1　回收 DNA 的浓度和纯度检测

3. 洗涤之后，要使硅胶树脂沉淀中残余的乙醇挥发干净。

（王丽娜）

实验二十六　DNA 的重组连接

【实验目的】

掌握构建体外重组 DNA 分子的原理与方法。

【实验原理】

经典的 DNA 重组连接过程，是分别将载体和外源 DNA 用限制性核酸内切酶切开，分离纯化后，由 DNA 连接酶催化两个双链 DNA 片段相邻的 5′端磷酸与 3′端羟基之间形成磷酸二酯键，从而形成新的 DNA。连接过程是在酶切反应获得同种酶互补序列（黏性末端）基础上进行的。

目的 DNA 片段与载体相连接的方式有黏性末端连接、平整末端连接、同聚末端连接、人工接头分子连接等多种。

【实验仪器和材料】

1. 实验仪器　电泳仪、离心机、恒温金属浴、微量移液器、凝胶成像系统等。

2. 实验材料　EP 管等。

3. 试剂

（1）样品Ⅰ　pBR322 质粒 EcoR Ⅰ酶切片段。

（2）样品Ⅱ　用 EcoR Ⅰ酶切后，回收的目的 DNA 片段。

（3）试剂Ⅰ　T4 DNA 连接酶（400～2000U/μl）。

（4）试剂Ⅱ　10 × T4 DNA 连接酶缓冲液，含 660mmol/L Tris−HCl（pH 7.5）、50mmol/L $MgCl_2$、50mmol/L DTT（二硫苏糖醇）和 50mmol/L ATP。

（5）试剂Ⅲ　琼脂糖凝胶电泳试剂，参照实验七。

【实验步骤】

1. 准备样品Ⅰ　参照实验二十四、实验二十五的方法，用限制性酶 EcoR Ⅰ对质粒 pBR322 进行酶切，获得样品Ⅰ，调整浓度至约 20ng/μl。

2. 准备样品Ⅱ 参照实验二十四、实验二十五的方法，用限制性酶 *Eco*R Ⅰ 对目的 DNA（含两个限制性酶 *Eco*R Ⅰ 酶切位点）进行酶切，获得样品Ⅱ，调整浓度至约 80ng/μl。

3. 配制反应体系 取 0.5ml EP 管，冰浴条件下按照表 26 – 1 依次加入反应所需物质，反应总体积为 20μl。

表 26 – 1 连接反应体系

组分	加入量
样品Ⅰ（pBR322 *Eco*R Ⅰ）	5μl
样品Ⅱ（目的 DNA 片段）	5μl
试剂Ⅰ（T4 DNA 连接酶）	1μl
试剂Ⅱ（10 × T4 DNA 连接酶缓冲液）	2μl
超纯水	补至 20μl

4. 连接 将上述反应管涡旋振荡混匀后瞬时离心，放入 16℃ 恒温金属浴中连接 1 ~ 4 小时，也可以在 4℃ 冰箱孵育过夜甚至更长时间。

5. 转化后重组连接产物的鉴定 重组连接产物的鉴定方式有多种，详见实验二十七至实验二十九。

【实验结果】

1. 连接产物需转化后进一步筛选和鉴定，以确认重组连接是否成功（参见实验二十八）。
2. 通过检测所插入目的基因的表达产物，也可鉴定重组连接结果（参见实验二十九）。

【注意事项】

1. 琼脂糖凝胶电泳分离用于连接的目的 DNA 片段时，电泳缓冲液需要使用 TAE，因为 TBE 中的硼酸溶液会与琼脂糖的反式糖单体或多聚体形成复合物，这种复合物使胶难溶解，对连接反应有抑制作用。

2. 连接反应时间与温度密切相关，因为反应速度随温度的提高而加快。通常可采用 16℃ 连接 4 小时，如是平端连接，需要适当延长反应时间，以提高连接效率。

（王丽娜）

实验二十七 感受态细胞的制备与转化

【实验目的】

掌握 $CaCl_2$ 法制备感受态细胞的原理与方法，感受态细胞热激法转化 DNA 的原理与方法。

【实验原理】

感受态是指受体细胞（或者宿主细胞）最易接受外源 DNA 片段并实现其转化的一种生理状态。对于分子克隆实验及其应用，制备高质量的感受态细胞是实验成功的关键因素。化学法（如 CaCl$_2$ 法）是一种制备感受态细胞简便易行且高效的方法，其原理是：当细菌处于 0℃、低浓度 CaCl$_2$ 的低渗溶液中，细菌细胞膨胀成球形，转化混合物中的外源 DNA（通常为环状的重组质粒）与 Ca^{2+} 结合形成抗 DNA 酶的羟基 – 钙磷酸复合物并黏附于细胞表面，经 42℃ 短时间热冲击处理，促使细胞吸收 DNA 复合物，在培养基中恢复生长数小时后，球状细胞复原并开始分裂增殖。被转化的细菌中，重组子携带的外源抗性基因得到表达，通过选择性培养基上的抗生素筛选作用，最终形成携带目的外源基因的转化子菌落。Ca^{2+} 处理的感受态细胞，可以满足一般的基因克隆试验。如在 Ca^{2+} 处理的基础上，联合其他的二价金属离子（如 Mn^{2+}、Co^{2+}）、DMSO 或还原剂等物质处理细菌，则可使转化率提高100 ~ 1000 倍。

【实验仪器和材料】

1. 实验仪器 台式高速离心机、高压蒸汽灭菌锅、恒温振荡培养箱、电热恒温培养箱、超净工作台、细菌浊度仪、冰箱、超低温冰箱、恒温水浴锅、制冰机、分光光度计、移液器。

2. 实验材料 离心管、EP 管、接种棒、烧瓶、移液器吸头。

3. 试剂

（1）*E. coli* DH5α 菌株 无抗氨苄西林特性。

（2）质粒 DNA 重组质粒或质粒载体等（含抗氨苄西林基因 *Amp^r*）。

（3）LB 液体培养基 蛋白胨 1.0g，酵母提取物 0.5g，NaCl 1.0g，加去离子水定容至 100ml，调 pH 至 7.3，经高压蒸汽灭菌后置 4℃ 冰箱备用。

（4）LB 固体培养基 每 100ml LB 液体培养基添加琼脂粉 1.5g，经高压蒸汽灭菌，待温度降至 60℃ 左右时加入氨苄西林母液至工作浓度，倒入 90mm 直径平皿，待自然冷却后置 4℃ 冰箱备用。

（5）氨苄西林母液 1g 氨苄西林用 10ml 去离子水溶解，每份 1ml 分装后于 –20℃ 保存，使用时稀释 1000 倍。

（6）0.1mol/L CaCl$_2$ 溶液 称取 1.11g CaCl$_2$，溶于 50ml 去离子水中，定容至 100ml，经高压蒸汽灭菌后备用。

【实验步骤】

1. 感受态细胞的制备

（1）取 –80℃ 超低温冰箱中冻存的 *E. coli* DH5α 菌种，用划线法接种细菌于培养皿上，37℃ 培养过夜。

（2）从培养皿上挑取单个菌落，接种至含有 3ml LB 液体培养基的 15ml 离心管中，37℃ 振荡过夜。次日，取菌液 1ml 接种至含有 100ml LB 液体培养基的 500ml 烧瓶中，37℃ 剧烈振荡培养 2 ~ 3 小时（转速为 200r/min）。

（3）当菌落 A_{600} 值达到 0.3 ~ 0.4 时，在无菌条件下把菌液倒入 50ml 离心管，4℃、3000r/min 离心 10 分钟。注意：离心时样品须对称放置，配平。

（4）弃上清液，将离心管倒扣于吸水纸上，吸干残留的液体。加 10ml 0.1mol/L CaCl$_2$ 溶液到离心管中，振荡重悬菌体，冰浴 30 分钟。

（5）4℃、3000r/min 离心 10 分钟，弃上清液，将离心管倒扣于吸水纸上，吸干残留的液体。加入 4ml 冰上预冷的 0.1mol/L CaCl$_2$ 溶液，振荡重悬菌体。用无菌 1.5ml EP 管分装成每份 0.2ml，置冰浴保存备用，也可放入 –80℃ 超低温冰箱中长期保存。

2. 质粒转化

（1）取新鲜配制的感受态细胞，或从 -80℃ 超低温冰箱中取 0.2ml 感受态细胞，置冰上溶解。

（2）加入重组质粒或质粒载体，含量 ≤50ng，体积 ≤10μl，手指轻轻拨动 EP 管摇匀，冰上放置 30 分钟。同时以同体积的无菌去离子水代替 DNA 溶液进行转化，设立 2 个对照：对照组①，其他操作不变（此组正常情况下应不产生菌落）；对照组②涂板时只取 5μl 菌液涂布于不含抗生素的 LB 平板上（此组正常情况下应产生大量菌落）。

（3）42℃ 水浴中热击 90 秒，然后迅速置于冰上冷却 3~5 分钟。

（4）向管中加入 37℃ 预热的 800μl LB 液体培养基（不含氨苄西林），混匀后 37℃ 振荡培养 1 小时，使细菌恢复正常生长状态，并表达质粒编码的抗氨苄西林基因 Amp^r。室温下 3000r/min 离心 1 分钟，弃上清液 800μl，留 200μl 菌液。

（5）将上述 200μl 菌液用移液器轻轻吹打摇匀，用无菌涂布器均匀涂布于含氨苄西林的 LB 固体培养基筛选平板上，正面向上放置于电热恒温培养箱 0.5 小时，待菌液完全干涸后，倒扣培养皿，37℃ 培养 16~24 小时。

（6）观察培养皿，转化后在含抗生素的平板上长出的菌落即为转化子。

【实验结果】

成功转化重组质粒的感受态细胞能够在含有氨苄西林的 LB 平板上生长，长出的白色菌落即为转化子；对照组①由于没有重组子转化，无菌落；对照组②没有抗生素筛选压力，产生大量菌落（图 27-1）。

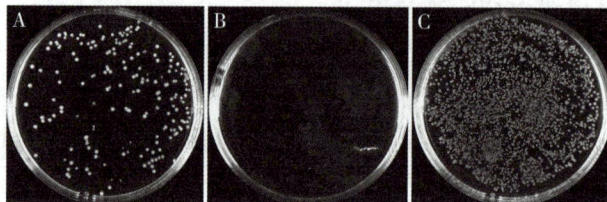

图 27-1 转化后感受态细胞涂板培养

A：实验组；B：对照组①；C：对照组②

【注意事项】

1. 最好从 -80℃ 或 -20℃ 甘油保存的菌种中直接转接用于制备感受态细胞的菌液。不要使用已经过多次转接及贮存在 4℃ 的培养菌液。通过测定培养液的 A_{600}，选择处于对数期或对数生长前期的菌液。

2. 质粒 DNA 溶液的体积不应超过感受态细胞体积的 5%。分子量大的 DNA 转化效率低，大于 30kb 的重组质粒将很难进行转化。

3. 整个操作过程均应在无菌条件下进行，所用器皿如离心管、移液器吸头等应经高压灭菌处理后一次性使用，防止被其他试剂、DNA 酶或杂 DNA 污染。

（朱向星）

实验二十八 重组质粒的筛选与鉴定

【实验目的】

掌握蓝-白斑筛选重组质粒转化成功的克隆菌的原理与方法，PCR 法鉴定重组质粒的原理与方法。

【实验原理】

重组质粒转化宿主细胞后，需对转化菌落进行筛选鉴定。

最常用的载体筛选标志是抗生素抗性基因，如抗氨苄西林（Amp^r）等。在 DNA 重组连接实验中，仅有少部分 DNA 重组形成环形质粒，而线性化的 DNA 片段无法在感受态细胞中表达抗生素抗性基因。当培养基中含有抗生素时，只有携带相应抗药性基因的重组质粒成功转化的细胞才能生存繁殖，从而将未能转化重组质粒的细胞全部筛除。如果目的基因插入载体的抗药性基因中间，使抗药性基因失活，则该抗药性筛选标志失去功能。此外，还可通过颜色生成来指示成功转化重组质粒的菌落。许多克隆载体都具有一段大肠埃希菌 β-半乳糖苷酶的启动子及其 α 肽链的 DNA 序列，此结构称为 *lac Z* 基因。*lac Z* 基因编码的 α 肽链是 β-半乳糖苷酶的 N 端片段，这种载体适用于可编码 β-半乳糖苷酶 C 端片段的宿主细胞。*lac Z* 基因编码的 α 肽链与 β-半乳糖苷酶 C 端片段可以互补成有功能活性的 β-半乳糖苷酶，这种现象称为 α-互补。β-半乳糖苷酶能分解生色试剂 X-gal（5-溴-4-氯-3-吲哚-β-D-半乳糖苷），产生深蓝色的 5-溴-4-靛蓝使菌落显蓝色。当外源 DNA 插入后，*lac Z* 基因不能表达，因而菌株呈白色。通过该策略可视化挑选携带目的重组质粒的菌落，称蓝-白斑筛选。

根据抗生素、蓝-白斑等策略只是初步筛选，生成的阳性菌落并不一定携带正确发生预期重组的质粒，进一步可以通过菌落 PCR（参见实验十二）或酶切实验（参见实验二十四）进行序列确认来鉴定。

【实验仪器和材料】

1. 实验仪器 台式离心机、低温离心机、涡旋振荡器、恒温振荡培养箱、高压蒸汽灭菌锅、微量进样器、移液器、水浴锅。

2. 实验材料 EP 管、接种棒、烧瓶、吸头。

3. 试剂

（1）含有氨苄西林的 LB 琼脂培养平板 参照实验二十七。

（2）X-Gal 溶液 配制 20mg/ml 的 X-Gal，每份 1ml 分装，-20℃保存。

（3）琼脂糖凝胶电泳试剂 参照实验七。

（4）菌落 PCR 试剂 参照实验十二。

【实验步骤】

1. 抗生素筛选

（1）制备含有氨苄西林的 LB 琼脂培养平板。

（2）如实验二十七所述将 200μl 转化菌液涂布于含有氨苄西林的 LB 培养平板上，37℃培养 16 ~ 18 小时。

（3）在含有氨苄西林的培养平板上能长出阳性菌落，表明转化的为阳性重组质粒。用无菌移液器吸头挑取单个菌落，接种于 3ml 含氨苄西林的 LB 液体培养基中，37℃培养 6 ~ 8 小时进行后续鉴定。

2. 蓝–白斑筛选

（1）在含有氨苄西林的 LB 琼脂培养平板中央滴加 40μl X–Gal 溶液。

（2）用无菌接种棒涂布 X–Gal 溶液，使之均匀分散于培养平板整个表面，于 37℃培养箱中放置直至全部液体干涸，若为新鲜配制的平板，需放置 3 ~ 4 小时。

（3）将 200μl 需鉴定的菌液涂板，待菌液完全吸收后，倒扣培养皿，于 37℃培养 12 ~ 19 小时。

（4）取出培养平板于 4℃放置数小时至过夜，使蓝色充分显色。

（5）在含有 X–Gal 培养平板上生长的白色菌落即为阳性菌落，表明转化的为阳性重组质粒。

3. 菌落 PCR

（1）参考实验十二，设计跨外源 DNA 插入位点的特异性引物，配制 PCR 反应体系，然后吸取 2μl 菌液加入反应体系作为 PCR 模板，以空质粒溶液作为阴性对照。

（2）进行 PCR 反应，然后对 PCR 产物进行琼脂糖凝胶电泳鉴定（参考实验七），根据相对分子质量判断有无插入外源 DNA 片段，且插入片段是否与预期大小相符。如有必要可进一步将菌液或 PCR 产物进行 Sanger 测序，从而精确分析目的基因序列的整合。

（3）保存阳性菌液，根据需要进行放大培养、抽提质粒并用于后续实验，或取 1ml 菌液与 1ml 70% 甘油混合后置 –80℃冷冻保存。

4. 重组质粒的酶切鉴定
取 2ml 培养菌液，提取质粒进行限制性核酸内切酶酶切反应（参考实验二十四），以空质粒溶液作为阴性对照。将酶切产物进行琼脂糖凝胶电泳鉴定（参考实验七），根据 DNA 条带相对分子质量判断有无插入外源 DNA 片段，且插入片段是否与预期大小相符。

【实验结果】

1. 蓝–白斑筛选　阳性菌落颜色为白色，形状为圆形，边缘光滑；阴性菌落颜色为蓝色（彩图 8）。应选择孤立存在、大小适中的白色菌落用于扩大培养。

2. 菌落 PCR　重组质粒转化大肠埃希菌后，挑取菌落培养后进行 PCR 鉴定，检测特异性片段以判定重组质粒是否构建成功。阳性样本应在约 550bp 处检测出目的 PCR 产物，而阴性对照应无特异性 PCR 片段出现（图 28 – 1 中箭头指示）。图 28 – 1 中样本 1、2、3、5 检测出特异性 PCR 产物，判定为阳性；样本 4 则未见特异性 PCR 产物，应判定为阴性。

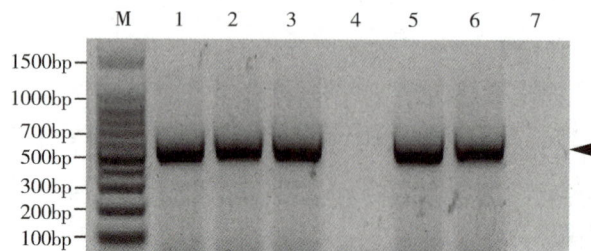

图 28 – 1　菌落 PCR 鉴定重组质粒

M 为分子量标记；1~5 为实验样本；6 为阳性对照；7 为阴性对照

【注意事项】

1. 感受态细胞转化后涂板培养时间以 16～18 小时为宜。时间太短则菌落太小，不便挑取；时间过长则将产生卫星斑，引起菌落交叉污染。

2. 挑取菌落时应使用一次性无菌材料，如移液器吸头，准确挑取，避免菌落间交叉污染。

（朱向星）

实验二十九　外源基因的诱导表达与检测

【实验目的】

掌握外源基因 IPTG 诱导表达的原理与方法，聚丙烯酰胺凝胶电泳分离混合蛋白质的原理与方法。

【实验原理】

pET 系列表达载体是一种高效的大肠埃希菌表达系统，基于经典的乳糖操纵子（*lac*）原理设计。当目的基因克隆至 pET 载体的多克隆位点（位于 T7 *lac* 启动子的下游）中后，宿主菌在非代谢性乳糖类似物 IPTG 的诱导作用下，产生大量的 T7 RNA 聚合酶，后者特异性地识别并结合 pET 表达载体中的 T7 *lac* 启动子序列，启动转录从而高效地表达目的重组蛋白。由于 IPTG 不会被宿主菌利用，因此向培养液中加入少量的 IPTG 就能对 T7 *lac* 强启动子产生持久的诱导作用，稳定地诱导产生大量的目的重组蛋白，这一策略被广泛用于原核制备重组蛋白。

聚丙烯酰胺凝胶电泳（PAGE）是分离纯化蛋白质的常用方法，具有分辨率高、上样量大、回收样品纯度高等特点。十二烷基硫酸钠（SDS）是一种阴离子去污剂，它与蛋白质上的氨基酸残基 1∶1 结合后使蛋白带负电，这样就使得蛋白质二级结构完全打开并且带上负电。因此，在样品和凝胶中加入 SDS 和还原剂后，蛋白质分子被解聚成单个亚基。在 PAGE 环境中，解聚后的氨基酸侧链与 SDS 充分结合形成带有负电荷的蛋白质 - SDS 胶束，所带的负电荷大大超过了蛋白质分子原有的电荷量，这就消除了不同分子之间原有的电荷差异，使蛋白质分子的电泳迁移率不再受蛋白质原有电荷和形状的影响，而主要取决于蛋白质或亚基相对分子质量的大小。SDS-PAGE 电泳可以将蛋白混合物按照分子量大小依次分离，采用考马斯亮蓝快速染色可显示蛋白分离效果。

【实验仪器和材料】

1. 实验仪器　恒温振荡培养箱、高压灭菌锅、低温离心机、干热灭菌箱、超净工作台、玻棒、垂直电泳槽、电泳仪、台式高速离心机、涡旋振荡器、恒温水浴锅、微量进样器、移液器。

2. 实验材料　EP 管、烧瓶、吸头。

3. 试剂

（1）LB 培养基：参照实验二十七。

（2）IPTG 溶液（20%，0.8mol/L）：用 8ml 蒸馏水溶解 2g IPTG 配制成 20% 的溶液，定容至 10ml，0.22μm 滤器过滤除菌，分装后于 -20℃ 保存。

（3）细胞裂解缓冲液Ⅰ：50mmol/L Tris-HCl（pH 8.0），1mmol/L EDTA（pH 8.0），100mmol/L NaCl。

（4）裂解缓冲液Ⅱ：50mmol/L Tris-HCl（pH 8.0），10mmol/L EDTA（pH 8.0），100mmol/L NaCl，5% Triton X100。

（5）溶菌酶溶液：1mg/ml DNase I，10mg/ml溶菌酶［用Tris-HCl（pH 8.0）现配现用］。

（6）30%聚丙烯酰胺贮存液：29g聚丙烯酰胺和1g N,N'-亚甲基双丙烯酰胺溶于100ml去离子水中，验证其pH不大于7.0（置棕色瓶中，4℃保存）。

（7）分离胶缓冲溶液：36.3g Tris，加入48.0ml 1mol/L HCl溶液，再加去离子水至100ml，pH 8.8。

（8）浓缩胶缓冲液：5.98g Tris，加48.0ml 1mol/L HCl溶液，加超纯水至100ml，pH 6.8。

（9）10% SDS溶液。

（10）10% AP：0.5g AP溶于4ml去离子水中，定容至5ml，现配现用。

（11）TEMED溶液：4℃保存。

（12）2×样品溶解液：2% SDS、5% β-巯基乙醇、10%甘油、0.02%酚蓝、0.01mol/L Tris-HCl（pH 8.0）。

（13）5× Tris-甘氨酸电泳缓冲液：15.1g Tris、94g甘氨酸和50ml 10% SDS贮存液，定容至1000ml。

（14）固定液Ⅲ：冰醋酸：甲醇：水=1：2：7。

（15）脱色液：甲醇：水：冰醋酸=9：9：2。

（16）考马斯亮蓝R染色液：每100ml甲醇、水、冰醋酸混合物（9：9：2）中，溶解0.25g考马斯亮蓝R，过滤除去未溶物。

【实验步骤】

（一）IPTG诱导外源基因表达

1. 挑取单个含外源重组质粒的阳性菌落，接种于装有5ml LB液体培养基（含30μg/ml卡那霉素）的试管中，预培养过夜（注意无菌操作）。

2. 次日，1500r/min离心10分钟收集菌体，接种于装有100ml LB液体培养基（含抗生素）的烧瓶中，于37℃培养约3小时，至 A_{600} 值达0.4~0.6。

3. 加入IPTG至终浓度1mmol/L，进行外源基因的诱导表达，置于37°C恒温振荡培养箱，250r/min，继续培养4~5小时。

4. 离心收集菌体，用50mmol/L Tris-HCl（含2mmol/L EDTA）洗涤，4℃、4000r/min离心10分钟，弃上清液，将菌体于-20℃存放备用。

（二）SDS-PAGE检测蛋白表达

1. 准备步骤

（1）将凝胶板依次用去离子水、SDS、去离子水、无水乙醇、去离子水洗涤干净，然后使其自然风干或烘干。

（2）点样梳临用前用无水乙醇擦拭，然后使其自然风干。

2. 制备凝胶

（1）安装玻璃板、板条，并将玻璃板固定在电泳槽中，以5%琼脂封底。

（2）按照表 29 – 1 配制 10% 分离胶，立即灌胶（TEMED 应在灌胶前才加入）。

表 29 – 1 聚丙烯酰胺凝胶的配制

试剂	10% 分离胶用量（ml）	4% 浓缩胶用量（ml）
水	4.01	6.01
30% 聚丙烯酰胺溶液	3.33	1.3
分离胶缓冲液	2.5	2.5
10% SDS	0.1	0.1
10% AP	0.05	0.05
TEMED	0.01	0.01

（3）迅速在两玻璃板间隙中灌注分离胶，直至剩余的板宽比梳子长度多 1cm。小心在胶上覆盖一薄层正丁醇（正丁醇的密度小于聚丙烯酰胺，可代替水用于凝胶制作过程中压胶）。

（4）在分离胶聚合的过程中（约 40 分钟），按照表 29 – 1 配制 4% 浓缩胶。

（5）分离胶聚合完全后，倒去正丁醇，用蒸馏水冲洗胶面数次，用滤纸吸干胶面上的残余水。

（6）灌注浓缩胶，立即插入干净的梳子，避免产生气泡。

（7）浓缩胶聚合完全后，小心拔出梳子，用移液器吸取电极缓冲液清洗加样孔数次，以除去未聚合的丙烯酰胺等杂质。

（8）在上、下电泳槽中加入足量的电泳缓冲液。

3. 样品制备

（1）将制备的菌体用 30μl 10mg/ml 溶菌酶重悬，充分涡旋振荡，使菌体完全重悬，4℃ 放置 2 小时以上。

（2）加入等体积的 2×样品溶解液，使蛋白质的终浓度为 3～4mg/ml，混合液在沸水浴中加热 5～10 分钟，冷却后即可上样。

4. 上样

（1）用微量进样器上样，加样量一般为 10～30μl，具体应根据目的蛋白表达情况调整加样量。

（2）每加入一种样品，应在下槽中洗涤加样器数次。

（3）最后在空白加样孔中加入等体积的 SDS 样品溶解液。

5. 电泳
装好冷凝水系统，打开电源，初始电压为 100～120V，当染料进入分离胶（约 20 分钟）后，将电压提高到 200～220V，继续电泳直至染料离凝胶底部 1cm 处。

6. 染色

（1）固定 从电泳装置上卸下玻璃板，用镊子小心撬开玻璃板，将凝胶移入固定液Ⅲ（固定液Ⅲ的量至少为胶体积的 5 倍）中固定，直至染料由蓝绿色变为黄色。

（2）染色 除去固定液Ⅲ，加入染色液（用量同固定步骤中的固定液Ⅲ），室温染色 8 小时或 60℃ 染色 2 小时。

（3）脱色 回收染色液，将凝胶浸泡于脱色液中，直至背景脱至无色，其间更换脱色液 3～4 次。

（4）分析 通过比对实验组与对照组的蛋白显色条带，分析目的蛋白的表达。

【实验结果】

阳性结果应在约 40kDa 大小处显现明显的染色条带（彩图 9 中箭头指示），而阴性对照组则仅有背景条带。彩图 9 中样本 2、3 检测出明显的目的蛋白产物；样本 4～7 则未见明显的特异性条带，应判定为阴性。

【注意事项】

1. 不同的诱导表达系统因启动子不同，诱导表达方法可能不同，应选择相对应的诱导药物。
2. 室温较低时胶液不易凝固，可适当增加 TEMED 的量。
3. 实验组与对照组所加总蛋白量要相等。

（朱向星）

第五章　蛋白质组学技术

蛋白质组学是以蛋白质组为研究对象，在整体水平对细胞、组织或生物体的蛋白质组成及其变化规律进行研究的学科。蛋白质组的复杂性，决定了蛋白质组研究技术必须具备高分辨率的分离能力、高通量的测定能力、对低丰度蛋白的识别能力以及大规模数据解析能力等。

蛋白质组研究的核心技术主要包括凝胶电泳技术、免疫印迹技术、色谱技术、生物质谱技术、蛋白质芯片技术及生物信息学分析技术等。其中，聚丙烯酰胺凝胶电泳（PAGE）是蛋白质分离的经典技术，其基本原理是利用带电粒子在电场中的不同迁移速度结合凝胶介质对不同大小分子的物理阻碍作用以实现蛋白质的分离，这些分子筛效应、电荷效应、结构效应等共同作用使 PAGE 成为一种高效的蛋白质分离技术。常用的包括变性 PAGE、非变性 PAGE、等电聚焦凝胶电泳、双向凝胶电泳、梯度凝胶电泳等。本章重点介绍双向凝胶电泳技术和免疫印迹技术的基本原理、方法与应用。

实验三十　双向凝胶电泳技术

【实验目的】

掌握双向凝胶电泳技术的原理与方法。

【实验原理】

双向聚丙烯酰胺凝胶电泳（双向凝胶电泳，two-dimensional PAGE，2D-PAGE）技术主要利用蛋白质的电荷数和相对分子质量大小的差异，通过两次凝胶电泳达到分离蛋白质的目的，是目前分辨率最高的蛋白质分离技术，是蛋白质组学研究的首选分离手段。2D-PAGE 的第一向是等电聚焦电泳（isoelectric focusing electrophoresis，IEF），基于蛋白质等电点的差异而进行分离；第二向则是 SDS-PAGE，利用蛋白质相对分子质量的不同进行分离（详见实验二十九）。在理想条件下，2D-PAGE 的分辨率可高达 10000 个蛋白质斑点。目前实验室常用普通胶（20cm×20cm）可分辨 2000~3000 个蛋白质斑点，因此电泳之后还需要利用图像分析软件对结果进行比对、解析。

2D-PAGE 可用于大规模分离和鉴定细胞、组织中的蛋白质，帮助构建蛋白质表达图谱，了解蛋白质的表达水平、变异及修饰等；还可以通过比较正常和病理状态下的蛋白质表达差异，来识别疾病相关的标志物，为疾病的诊断、疗效判断及预后提供帮助，本实验以胃癌为例，分析胃癌组织与正常胃组织蛋白质组表达上的差异。

【实验仪器和材料】

1. 实验仪器　双向凝胶电泳仪、超声波仪、液氮罐、低温冰箱、低温高速离心机、研磨器、移液器、微量进样器。

2. 实验材料　正常细胞、胃癌细胞、固相 pH 梯度干预制胶条（immobilized pH gradient，IPG）、EP 管、吸头。

3. 实验试剂

（1）细胞裂解液Ⅱ：2mol/L 硫脲，7mol/L 尿素，4% 3-［3-（胆酰胺丙基）二甲氨基］丙磺酸（CHAPS），60mmol/L DTT，40mmol/L Tris，0.2% 两性电解质载体。

（2）水化液：2mol/L 硫脲，7mol/L 尿素，4% CHAPS，40mmol/L Tris，0.2% 两性电解质载体。

（3）平衡液贮存液：6mol/L 尿素，30% 甘油，2% SDS，50mmol/L Tris-HCl 缓冲液（pH 8.8）及溴酚蓝。

（4）平衡液 A：平衡液贮存液中加入 1% DTT。

（5）平衡液 B：平衡液贮存液中加入 2.5% 碘乙酰胺。

（6）聚丙烯酰胺凝胶电泳试剂：参照实验二十九。

（7）0.5% 琼脂糖：0.05g 琼脂糖，25μl 溴酚蓝，电极缓冲液定容至 10ml。

（8）固定液Ⅳ：40% 乙醇，10% 乙酸。

（9）敏化液：150ml 无水乙醇，1.5688g $Na_2S_2O_3 \cdot 5H_2O$，34g 无水乙酸钠，配制时先用水溶解 $Na_2S_2O_3 \cdot 5H_2O$ 和乙酸钠，再加乙醇，最后定容至 500ml。

（10）低熔点琼脂糖。

（11）$AgNO_3$。

（12）显影液：12.5g 无水 Na_2CO_3，用超纯水定容至 500ml，临用时加 0.1ml 37% 甲醛。

（13）终止液：7.3g EDTA-2Na·$2H_2O$，用超纯水定容至 500ml。

【操作步骤】

（一）胃癌组织和正常胃组织的蛋白质提取

在液氮条件下将组织研磨成粉末，加入合适体积的细胞裂解液Ⅱ裂解组织，室温静置 20 分钟，4℃、12000r/min 离心 20 分钟，取上清液分装，同时用 Bradford 法进行定量测定，蛋白提取液 -70℃ 冻存。

（二）第一向——等电聚焦电泳

1. 样品的处理 约 300μg 蛋白质样品加入水化液，至终体积为 340μl。

2. 上样 沿着聚焦盘或水化盘中槽的边缘自左而右线性加入样品，在槽两端各 1cm 左右不要加样，中间的样品液一定要连贯（不要产生气泡，避免影响胶条中蛋白质的分布）。

3. IPG 的水化 轻轻地将 IPG 胶条胶面朝下置于聚焦盘或水化盘中的样品溶液上面，使得胶条的正极对应于聚焦盘的正极，确保胶条与电极紧密接触（注意避免胶条下面的溶液产生气泡，也可以在每根胶条上覆盖 2～3ml 矿物油，防止胶条水化过程中液体的蒸发）。

4. 等电聚焦 IPG 聚焦系统电泳程序的设定（电泳温度为 20℃）：

S1（30V，12 小时，360Vhs，step）

S2（500V，1 小时，500Vhs，step）

S3（1000V，1 小时，1000Vhs，step）

S4（8000V，0.5 小时，2250Vhs，Grad）

S5（8000V，5 小时，40000Vhs，step）

共计 44110Vhs，19.5 小时（其中 S1 用于泡胀水化胶条，S2 和 S3 用于去除小离子，S4 和 S5 用于聚焦），不同仪器参数设置可能不一样，请参考厂家说明。

5. 胶条的平衡 等电聚焦结束后，迅速取出 IPG 胶条并于 10ml 平衡液 A 中平衡 15 分钟，再置于 10ml 平衡液 B 中平衡 15 分钟（平衡液 A 中 DTT 在等电聚焦时会损耗，为了使蛋白质充分去折叠，实验中需要补充；平衡液 B 中的碘乙酰胺则可以中和多余的 DTT）。

（三）第二向——SDS-PAGE

1. 制胶 按照实验二十九配制 4% 浓缩胶 -10% 分离胶的胶板两块，凝固待用。

2. 转移 将平衡后的 IPG 胶条移至 SDS-PAGE 浓缩胶一侧，用 10g/L 低熔点琼脂糖封顶。

3. 电泳 200V 恒压（或者浓缩胶 12mA，分离胶 20mA，参考实验二十九）电泳至溴酚蓝条带迁移至距底边 1～2cm 处。

4. 银染 剥胶之后按照以下步骤完成染色：固定液 Ⅳ 中固定 30 分钟，敏化 30 分钟，洗涤 3 次（每次 5 分钟），AgNO$_3$ 染色 20 分钟，洗涤 2 次（每次 1 分钟），显影液中显影（根据显影结果决定时间），终止液中终止 10 分钟（终止液中含有 EDTA，为金属螯合剂，可以结合银离子而终止银染过程），洗涤 3 次（每次 5 分钟）。

【实验结果】

银染显色的凝胶通过扫描仪获取图像，再用图像分析软件对图像进行背景消减、斑点检测、匹配和获取斑点位置坐标等，图中可见胃癌组织与正常组织中有 3 个蛋白质斑点存在差异（图 30-1）。

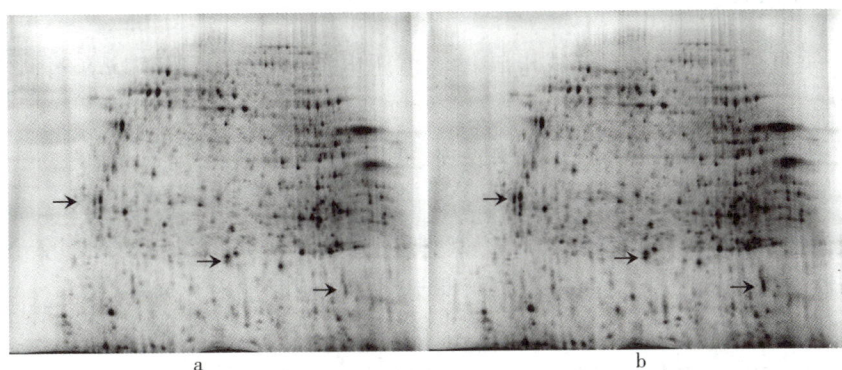

图 30-1 正常胃组织（a）和胃癌组织（b）来源的蛋白质双向凝胶电泳斑点图
箭头提示有差异的斑点

【注意事项】

1. 组织样品必须保存在液氮中。

2. 整个双向电泳实验中应全部使用超纯水，尽量减少离子对电泳的影响。

3. SDS-PAGE 凝胶聚合后，必须放置 30～60 分钟，使其充分"老化"后才能用于电泳。

4. IPG 胶条的 pH 范围建议通过两次实验确定，第一次实验采用宽 pH 范围的胶条，确定蛋白质的大概分布范围，根据范围选择相对窄的 pH 范围进行二次实验，可获得较好的分离效果。

5. 由于实验方法自身灵敏度和特异性的原因，对某些特殊性质的蛋白质进行分析，如极酸或极碱蛋白的分离、含量极低蛋白的鉴定、极大或极小蛋白的分离、溶解度比较小的蛋白质的检测等要慎重选择。

（金　晶）

实验三十一　蛋白质印迹技术

【实验目的】

掌握蛋白质印迹技术的原理与方法。

【实验原理】

蛋白质印迹技术（Western blotting，WB）又称免疫印迹法，是根据抗原-抗体特异性结合检测样品中特定蛋白质的技术。原理与 Southern 和 Northern 印迹杂交法类似，但蛋白质印迹技术的检测对象是蛋白质，蛋白质样品通过聚丙烯酰胺凝胶电泳分离后，转移到固相载体如硝酸纤维素膜上，并以非共价形式吸附在固相载体上，以固相载体上的蛋白质或多肽作为抗原，与对应的抗体发生免疫反应，再加入酶或放射性核素标记的第二抗体，经过化学显色或放射自显影来检测电泳分离的特异性目的蛋白。总体而言，蛋白质印迹技术是以目的蛋白作为抗原，以抗体为"探针"，以标记的二抗"显色"实现对蛋白质的检测分析。

本实验以细胞中 Bcl-2 的检测为例介绍蛋白质印迹技术检测蛋白质的基本方法。

【实验仪器和材料】

1. 实验仪器 垂直蛋白电泳槽、湿式电转槽、恒压电泳仪、恒温振荡培养箱、低温高速离心机、微量进样器、移液器。

2. 实验材料 细胞、硝酸纤维素膜、X 线胶片、EP 管、吸头。

3. 实验试剂

（1）细胞裂解液Ⅲ：50mmol/L Tris-HCl（pH 7.5），150mmol/L NaCl，1% NP-40，1mmol/L PMSF，10U/ml 抑肽酶（PMSF、抑肽酶为蛋白酶抑制剂，临用时加入）。

（2）聚丙烯酰胺凝胶电泳试剂：参照实验二十九。

（3）转移缓冲液：39mmol/L 甘氨酸，48mmol/L Tris，0.037% SDS，20% 甲醇。

（4）膜染色液：0.2g 考马斯亮蓝，80ml 甲醇，2ml 乙酸，118ml 双蒸水。

（5）TBST 溶液：100mmol/L Tris（pH 7.5），0.9% NaCl，0.1% 聚山梨酯 20（Tween 20）。

（6）封闭液：1.0g 脱脂奶粉溶于 20ml 的 TBST 中（现配现用）。

（7）鼠抗人 Bcl-2 单抗。

（8）辣根过氧化物酶标记的羊抗鼠二抗。

（9）化学发光试剂盒。

【实验步骤】

1. 蛋白质的提取 离心收集细胞，弃上清液，加入预冷的 PBS 洗两遍，按照 $1 \times 10^7 cells/ml$ 加入 1ml 细胞裂解液Ⅲ，置冰上 20 分钟，4℃、12000r/min 离心 15 分钟，取上清液（低温及蛋白酶抑制剂的使用是为了防止目的蛋白变性与降解）。

2. 蛋白质的定量 分别取裂解好的蛋白质样品各 2μl，加入 98μl 的去离子水稀释 50 倍，另取 100μl 去离子水设为空白对照，用紫外分光光度计测定蛋白质浓度。

3. 聚丙烯酰胺凝胶的制备及电泳 按实验二十九方法制备 10% 分离胶和 4% 浓缩胶；每泳道加蛋白质样品 50～100μg，60V 电压电泳，当溴酚蓝迁移至两胶的交界处时转为 80V，直到溴酚蓝迁移至凝胶底部时终止电泳。

4. 转膜 按凝胶大小剪裁硝酸纤维素膜，于甲醇中浸泡 20 秒后，用去离子水冲洗 1 次，浸于转液中备用。按海绵、滤纸、硝酸纤维素膜、凝胶、滤纸、海绵的顺序制备转印"三明治"夹层，放置到电转槽中，凝胶置于负极侧，硝酸纤维素膜置于正极侧（注意不能有气泡且装置电极槽不能放反），恒流 100mA，于冰浴中转移 1.5 小时。

5. 膜封闭　将膜条完全浸泡在封闭液中，于4℃封闭过夜或37℃水浴30分钟（膜封闭是为了封闭掉非特异性的结合位点，降低膜的背景颜色）。

6. 加入第一抗体　封闭后的硝酸纤维素膜用Bcl－2单抗（按照1∶1000比例稀释）孵育，室温下置恒温振荡培养箱摇动2小时（使用恒温振荡培养箱能够促进抗体与膜上抗原特异性结合）。

7. 加入酶标记第二抗体　一抗孵育后的硝酸纤维素膜，用TBST溶液洗涤3次，每次10分钟（以充分洗掉未与抗原结合的第一抗体）。加入辣根过氧化物酶标记的二抗（按照1∶1000比例稀释），室温下置恒温振荡培养箱摇动孵育2小时。

8. 加显色剂及X线胶片感光　二抗孵育后的硝酸纤维素膜，用TBST溶液洗涤3次，每次10分钟（以充分洗掉未与抗原－第一抗体复合物结合的第二抗体）。再将硝酸纤维素膜平放于感光盒内，避光条件下将配好的发光剂（具体参考厂家说明）均匀加在膜上，暗室中曝光，观察结果并拍照。

【实验结果】

使用成像设备对WB条带进行扫描分析（图31－1），图中为五份样本中的目的蛋白Bcl－2与对照管家蛋白GAPDH的蛋白条带，结果可见五份样本中Bcl－2蛋白条带的大小及颜色明显不一致，说明五份样本中Bcl－2蛋白的表达水平存在明显差异。

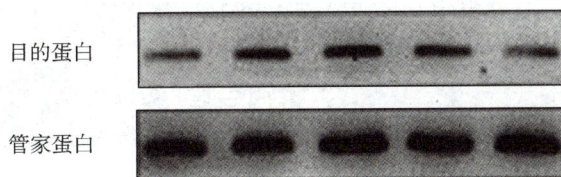

图31－1　目的蛋白（Bcl－2）与内参蛋白（管家蛋白GAPDH）的WB结果图

【注意事项】

1. 进行电泳、转膜时要特别注意正负极的正确连接，特别是转膜时"三明治"的叠放次序要正确，并避免气泡的产生。

2. 抗体的选择是影响免疫印迹成败的一个主要因素。选择一抗时需考虑目的蛋白抗原决定簇的变化，选择二抗时要根据一抗选择相应种属的抗体。且要注意二抗所对应的显色方法，特别是在发光时要注意发光时间和显影时间的控制。

3. 蛋白质印迹技术检测中等大小蛋白质的检出下限为1~5ng，对于稀有蛋白质的检测可在凝胶电泳之前先行纯化或浓缩，以提高检测的灵敏度。

4. 内参一般是指由管家基因编码表达的蛋白质，在检测目的产物的同时可以检测内参的表达，借助检测每个样品内参的量可以校正上样误差，这样半定量的结果才更为可信。

（金　晶）

第六章　CRISPR/Cas 检测技术

微课/视频 1

CRISPR/Cas 检测技术是一种具有创新性和高灵敏度的分子检测手段。它基于 CRISPR/Cas 系统的特异性识别和切割能力，能够精准地检测目标核酸序列。该技术具有诸多优势，如：高特异性，能够准确区分细微的核酸差异；高灵敏度，能够检测到极低浓度的目标物质；操作相对简便，不需要复杂的仪器设备和繁琐的实验步骤。

在实际应用中，CRISPR/Cas 检测技术被广泛用于病原体检测，包括病毒、细菌等，为疾病的快速诊断提供了有力支持；在基因编辑效果的评估方面也发挥着重要作用，能够准确检测基因编辑是否成功以及编辑的准确性；同时在食品安全检测、环境监测等领域也展现出巨大的潜力。

然而，CRISPR/Cas 检测技术也存在一些挑战，如可能出现的脱靶效应、对实验条件的严格要求等。但随着研究的不断深入和技术的持续改进，CRISPR/Cas 检测技术有望在更多领域得到更广泛和精准的应用。

实验三十二　CRISPR/Cas13 检测甲型流感病毒 RNA

微课/视频 2

甲型流感病毒是一种常见的流感病毒，它可以引起甲型流感。这种病毒的变异较为频繁，因此每年可能会出现新的甲型流感病毒株。甲型流感病毒主要通过呼吸道飞沫传播，感染后患者可能出现发热、咳嗽、流鼻涕、喉咙痛、乏力等症状。甲型流感病毒 RNA 检测对于疾病的诊断、治疗和疫情防控具有重要意义。它能够快速确定是否感染甲型流感病毒，为临床诊断提供依据，并帮助医生制定相应的治疗方案。在流感流行季节，该检测还可用于疫情监测，有助于及时发现疫情并采取防控措施。同时，检测结果也为流感疫苗和抗病毒药物的研发提供了重要信息。

利用 CRISPR/Cas13 检测技术，可以对人口咽样本中的较低浓度的甲型流感病毒样本进行检测。使用逆转录重组酶聚合酶扩增技术（reverse transcription－recombinase polymerase amplification，RT－RPA）方法对甲型流感病毒基因进行扩增富集，再用 CRISPR/Cas13 检测富集后的甲型流感病毒基因。Cas13 蛋白由于对与 crRNA（CRISPR RNAs）间隔序列互补的靶标 ssRNA 具有特异性的顺式切割活性，以及对体系中其他可接触到的 RNA 具有非特异性反式切割活性，而被广泛应用于核酸检测领域。在检测过程中，Cas13 与向导 RNA 结合后，能够特异性地识别 RNA 分子，随后激活反式切割活性，对体系中的非靶标 RNA 分子进行非特异性切割。当体系中加入 RNA 探针后，Cas13 便会切割 RNA 探针。通过检测 RNA 探针的切割情况，便可推断出靶标 RNA 分子的存在。

整个实验包括样本核酸提取、核酸扩增和 CRISPR 检测三个关键步骤。①样本核酸提取：在深孔板的样本孔中加入 $200\mu l$ 待提取的核酸，然后将深孔板置于自动化设备上，根据说明书设置程序运行。待提取完成后，从核酸孔中取出样本 RNA，直接用于下游的 RT-RPA 扩增。②核酸扩增：核酸扩增过程在一管体系中进行两步反应。首先，低拷贝数的核酸要经过 RT-RPA 扩增，产物得到指数级放大；然后，再通过 T7 转录酶将扩增产物转录成 Cas13 蛋白能够识别的 RNA 模板。③CRISPR 检测：根据反应体系配制对应的 CRISPR/Cas13 检测体系，试剂振荡混匀后离心，在荧光 PCR 仪上选择相应标记的荧光通道，37℃检测 15 分钟。根据检测的荧光信号情况来判定检测结果的阴阳性。

（赵百慧）

实验三十三　CRISPR/Cas12 检测酪氨酸激酶基因 *JAK2*

微课/视频 3

JAK2 基因位于染色体 9p24，编码一种含有自我抑制结构域的酪氨酸激酶，在 JAK–STAT 信号通路中发挥作用。人类 *JAK2* 基因由于位于编码基因第 14 号外显子中的第 1819 位核苷酸碱基 "G" 替换成 "T"，从而由编码缬氨酸 "V" 突变成苯丙氨酸 "F"，即 V617F，最后导致非受体类型的酪氨酸激酶基因 *JAK2* 失活，从而诱导费城染色体阴性骨髓增生性肿瘤发病。*JAK2* 基因突变常见于血液系统肿瘤，其临床检测意义主要包括骨髓增生性疾病的诊断、个体化治疗以及疾病监测和预后评估。检测 *JAK2* 基因状态可为患者提供更合适的治疗方案，并帮助监测疾病进展和评估预后。

利用 CRISPR/Cas12 检测技术，可以对 *JAK2* 基因中的单碱基突变进行检测。CRISPR/Cas12 依赖 PAM 进行单个核苷酸差异的检测。前间区序列邻近基序（protospacer adjacent motif, PAM）是引导 RNA 结合和 Cas 酶切的靶标。Cas12 的 PAM 要求的序列是：TTN/TTTN/TTTV（N = A/T/C/G；V = A/C/G），*JAK2* V617F 点突变产生了新的 PAM（TTTC），而该 PAM 位点在野生型序列中并不存在。设计 Cas12 的 crRNA 来特异性地结合并切割该基因组点突变区，根据 Cas12 的酶学切割特点，在切割双链 DNA 的同时，会反式切割单链 DNA 报告分子片段，结果可以通过报告片段中荧光基团的释放呈现。

CRISPR/Cas12 检测主要由三个关键环节构成，即样本核酸提取、核酸扩增和 CRISPR 检测。①样本核酸提取：在深孔板的样本孔中加入 200μl 待提取的核酸，然后将深孔板置于自动化设备上，根据说明书设置程序运行。待提取完成后，从核酸孔中取出样本 DNA，直接用于下游的 RPA 扩增。②核酸扩增：核酸要经过 RPA 扩增，目的片段产物得到指数级放大，以便后续能够顺利被 CRISPR 检测系统识别。③CRISPR 检测：根据反应体系配制对应的 CRISPR/Cas12 检测体系，试剂振荡混匀后离心，在荧光 PCR 仪上选择相应标记的荧光通道，37℃检测 30 分钟。根据检测的荧光信号情况来判定检测结果的阴阳性。

（赵百慧）

第七章 生物信息学技术

生物信息学是一门结合了生物学、计算机科学和统计学等多学科的交叉学科。它主要关注生物学数据的处理、分析和解释，以揭示基因组的复杂性和多样性，进而深入研究疾病的发生机制和治疗方法。生物信息学技术的发展源于人们对生物信息的需求。随着人类基因组计划的完成和大规模基因测序技术的发展，人们对包括基因组学、转录组学、表观遗传学、蛋白质组学、代谢组学、系统生物学、农业科学和环境保护等应用领域的研究需求日益增长，生物信息学技术也成为生命科学研究中的核心领域之一，推动着各领域研究的快速发展，促进研究的深度和广度。

本章重点内容如下。①常用的生物信息学数据库及软件基本介绍和使用：介绍包含基因组、转录本和蛋白质序列的数据库，包含多种分子变异的数据库，包含基因型和表型及其关系的数据库，支持生物医学和生命科学文献的搜索和检索的数据库等；也介绍处理 FASTQ 文件的软件、序列比对的软件，进行变异检测和注释的软件等。②DNA 测序数据分析流程：包括测序数据的质控分析、基因组序列比对、变异检测和功能注释。③RNA 测序数据分析流程：包括测序数据的质控分析、基因序列的比对和定量分析、差异基因分析等。

实验三十四　生物信息学数据库及软件基本介绍和使用

1. 常用的生物信息学数据库　生物信息学数据库是生物信息学的重要组成部分，也是研究生物信息的有力工具。这些数据库以有组织的形式包含各种形式的生物数据，如 DNA/RNA 序列、分子结构、蛋白质序列等。来自世界各地的科学家和研究人员将其实验数据和分析结果存储到生物数据库中，以便更广泛的受众人群可以使用。

（1）NCBI（https：//www.ncbi.nlm.nih.gov/）　NCBI 是美国国家生物技术信息中心（National Center for Biotechnology Information），旨在通过提供可靠的、综合的生物医学和基因组信息来推动人类科学和健康发展。NCBI 管理着许多重要的公共数据库，包括 GenBank、RefSeq（参考序列数据库）、PubMed（包含科学文献摘要和全文）等。

（2）Genome（https：//www.ncbi.nlm.nih.gov/datasets/genome/）　Genome 存储基因组数据，包括基因组、转录本和蛋白质序列、注释和数据报告。可以从中下载已知生物的基因组序列，例如可以在搜索框输入"Homo sapiens"来搜索并下载人类参考基因组 GRCh38 的 FASTA 序列。

（3）GenBank（https：//www.ncbi.nlm.nih.gov/genbank/）　GenBank 是基础基因序列数据库，是所有公开可用的 DNA 序列的带注释的集合，旨在提供并鼓励科学界获取最新、最全面的 DNA 序列信息。因此，NCBI 对 GenBank 数据的使用或分发没有任何限制。GenBank 是国际核苷酸序列数据库协作组织的一部分，该协作组织由日本 DNA 数据库（DDBJ）、欧洲核苷酸档案库（ENA）和 NCBI 的 GenBank 组成。这三个组织每天都会交换数据。

（4）RefSeq（https：//www.ncbi.nlm.nih.gov/refseq/）　RefSeq 提供一组全面、整合、非冗余、注释良好的参考序列，包括基因组、转录本和蛋白质。RefSeq 序列构成了医学、功能和多样性研究的基础。它们为基因组注释、基因鉴定和表征、突变和多态性分析（特别是 RefSeq Gene 记录）、表达研究和比较分析提供了稳定的参考。RefSeq 基因组是 GenBank 数据库中精选的基因组的副本。

（5）dbSNP(https://www.ncbi.nlm.nih.gov/snp/)　dbSNP 是 NCBI 建立的存储包含人类单核苷酸多态性（SNP）、多核苷酸多态性（MNP）、短插入和缺失（InDel）、微卫星标记（microsatellites）、短串联重复（STRs）等多种分子变异的数据库，同时还存储常见变异和临床突变的公开文献、群体频率、分子结果以及基因组与 RefSeq 的比对信息。

（6）dbVar(https://www.ncbi.nlm.nih.gov/dbvar)　dbVar 是 NCBI 建立的存储人类基因组结构变异的数据库，包含长度大于 50bp 的大型变异，包括插入、缺失、重复、倒位、移动元件、易位和复杂变异。

（7）dbGaP(https://www.ncbi.nlm.nih.gov/gap/)　dbGaP 是基因型和表型数据库，其开发是为了存档和分发研究人类基因型和表型相互作用的研究数据和结果。

（8）ClinVar(https://www.ncbi.nlm.nih.gov/clinvar/)　ClinVar 是一个有关人类变异与表型之间关系的报告以及支持证据的数据库。该数据库包括任何大小、类型或基因组位置的种系和体细胞变体。解释由临床检测实验室、研究实验室、位点特异性数据库、UniProt、专家小组和实用指南提交。ClinVar由众多专家和实验室提交和审核数据，它已经成为解释一个变异与表型之间关系的重要数据库之一。

（9）PubMed(https://pubmed.ncbi.nlm.nih.gov/)　PubMed 是一个支持生物医学和生命科学文献的搜索和检索的数据库，包含超过 3700 万条生物医学文献的引用和摘要（截至 2024 年 6 月）。当可从其他来源获得全文时，例如出版商的网站或 PubMed Central（PMC），通常会出现全文链接。引用主要来自生物医学和健康领域以及生命科学、行为科学、化学科学和生物工程等相关学科。

（10）Ensembl(https://www.ensembl.org/)　Ensembl 是一款脊椎动物基因组浏览器，支持比较基因组学、进化、序列变异和转录调控方面的研究。Ensembl 注释基因、计算多重比对、预测调控功能并收集疾病数据。

（11）UCSC Genome Browser(https://genome.ucsc.edu/)　UCSC Genome Browser 可以快速可靠地显示任何规模的基因组的任何部分，以及数十个对齐的注释轨道（每条轨道为用户选择的基因组注释信息，例如已知基因、预测基因、EST、mRNA、CpG 岛、装配间隙和覆盖范围、染色体带、同源性等）。基因组浏览器将注释轨道堆叠在基因组坐标位置下方，从而允许不同类型信息的快速视觉关联。用户可以查看整个染色体以了解基因密度，打开特定的细胞遗传学带以查看位置映射的候选疾病基因，或放大特定基因以查看其剪接的 EST 和可能的替代剪接等。

（12）Expasy(https://www.expasy.org/)　Expasy 是瑞士生物信息学研究所（SIB）的生物信息学资源门户。它提供对 160 多个数据库和软件工具的访问，这些数据库和软件工具由 SIB 开发，支持一系列生命科学和临床研究领域，从基因组学、蛋白质组学和结构生物学，到进化和系统发育、系统生物学和医学化学。凭借用户友好的搜索引擎，Expasy 通过单个搜索并行查询 SIB 数据库的子集，以及从门户上超过 160 个资源的完整集合中显示相关信息和知识。Expasy 提供的信息会自动与每个资源的最新版本保持一致，从而确保信息是最新的。门户网站中最重要的莫过于 UniProtKB/Swiss-Prot，它提供了人工审核过的数十万种蛋白质描述，包括功能、结构域结构、亚细胞位置、翻译后修饰和功能特征变体。

2. 常用的生物信息学软件　随着生物信息学的发展，每年新开发的生物信息学分析软件层出不穷，功能也遍布几乎所有应用领域，下面仅介绍部分广泛使用的免费开源软件。

（1）FASTQ 文件处理　FASTQ 是高通量测序结果的文件格式。对于 FASTQ 文件的读取、修改、质量统计等操作的常用工具有 Fastp、FastQC、BBTools/reformat、FASTX-Toolkit、Trimmomatic 等。Fastp 是一个 FASTQ 文件处理软件，功能包括常见的接头序列剪切、低质量序列剪切和过滤等操作。FastQC

是一个 FASTQ 文件中碱基质量查看和统计的工具，可以生成一些重要的质量控制图表。BBTools 软件套装下面的 reformat 工具专为内存或计算需求较低的通用管道读取处理任务而设计，例如格式转换、数据抽取和各种过滤操作。由于其资源消耗较低，在将数据传输到高资源程序或从高资源程序传输数据时，Reformat 可能更合适。FASTX-Toolkit 和 Trimmomatic 的大部分功能与上述软件类似。

（2）短片段比对（short-read sequence alignments）　短片段比对是将高通量测序产生的读长为几十个至上千个碱基的 DNA 或 RNA 序列与参考基因组 FASTA 序列进行比对，使其定位到参考基因组的某个位置上，用来获取 DNA 或 RNA 序列的基因组来源。常见的比对工具有 BWA、Bowtie2、HISAT2、Minimap2、STAR 及其衍生工具等。其中 BWA 和 Bowtie2 是目前二代高通量 DNA 测序序列的常用比对工具；HISAT2 既可用于二代高通量 DNA 测序序列的比对，也可用于二代高通量 RNA 测序序列的比对；Minimap2 为三代高通量 DNA 测序序列的主要比对工具，也可用于 mRNA 测序序列的比对；STAR 则是专门为 RNA-seq 开发的比对工具，它具有 slice-aware 特性，可以利用不同的转录本作为模板进行比对。

（3）SAM/BAM 文件操作　SAM/BAM 文件格式即序列比对文件的格式，是用来储存短序列比对的结果的文件。其中，BAM 文件为二进制文件，是 SAM 文件的压缩版本，查看、统计或者修改 BAM 文件需要特定的工具。最常用的工具为 Samtools，它可以对 SAM/BAM/CRAM 格式的文件进行读写、编辑、索引、查看和转换等操作。另外，我们也可以使用工具 Picard 来处理 SAM/BAM 文件，Picard 是一组命令行工具，用于高通量测序数据的处理和格式转换。

（4）变异检测（variants calling）　变异检测是指需要从高通量测序数据中识别单核苷酸多态性（SNP）、小片段序列的插入或者删除（InDel，其长度通常在 50bp 以下）、拷贝数变异（CNV）和大的结构性变异（SV，包括长度在 50bp 以上的长片段序列的插入或者删除、染色体倒位，染色体内部或染色体之间的序列易位，以及一些形式更为复杂的变异）的过程。变异通常可以分为胚系变异（germline variants）和体细胞变异（somatic variants）。常用的 SNP 和 InDel 的变异检测工具有 VarScan、FreeBayes、VarDict、Strelka2、GATK Haplotypecaller、GATK Mutect2 和 DeepVariant。

（5）变异注释（variants annotation）　变异注释是变异检测的下游步骤，主要是将序列变异与表型变化关联起来，从而进行疾病的辅助诊断/治疗，进一步可用于预测 DNA 变异将导致的生物学功能变化。常用的注释软件有 ANNOVAR、VEP、SnpEff/SnpSift 和 GATK Funcotator 等。

（6）多重序列比对（multiple sequence alignments）　多重序列比对通常是三个或更多相似长度的生物序列（蛋白质或核酸）的比对。从比对结果可以推断序列同源性并研究序列之间的进化关系。常用的多重序列比对的软件有 Clustal Omega、MAFFT、MUSCLE、T-Coffee、Kalign 等。

（7）可视化工具　可视化工具可以将某些分析步骤的结果以图形界面的形式展示，从而使研究者更直观地观察分析结果。其中 IGV（Integrative Genomics Viewer）是一种高性能、易于使用的交互式工具，用于对基因组数据进行可视化探索，支持所有常见类型的基因组数据和元数据。PyMol 是一个分子可视化系统，可以生成小分子和生物大分子（例如蛋白质）的高质量 3D 图像。Jalview 是一个免费的跨平台程序，可用于多序列比对/对齐、查看、编辑和可视化，进一步使用系统发育树和主成分分析（PCA）图的功能对比可对结果进行分析，探索序列的分子结构和功能注释。

（赵百慧）

实验三十五　WGS 数据分析

微课/视频 1

全基因组测序（whole gene sequencing，WGS）是利用二代测序对整个基因组进行全面测序，常见的样本类型是人类全血。WGS 产生的数据涵盖受检者的几乎全部遗传信息，理论上可以同时检测单核苷酸变异、结构变异（含拷贝数变异）及线粒体变异等，近年来在遗传病检测领域的应用越来越广泛。作为遗传病诊断的重要工具之一，WGS 有望进一步提升临床遗传检测的效能，可用于：临床诊断不明但怀疑为遗传病的患者，通过 WGS 寻求相关的分子诊断和鉴别诊断；临床诊断明确的遗传病患者，为进一步指导治疗或生育寻求分子水平的确诊。

WGS 实验中，下机数据分析对于结果解读和临床验证是关键一步，下机数据常见的是 FASTQ 数据。FASTQ 数据来源是采用特有的芯片结合可逆末端终止碱基的测序技术，通过光学系统对 DNA 分子群的荧光信号进行图像采集，将得到的图像信息通过 Basecall 转换为待测碱基的序列信息。数据分析需要注意数据质量、合适的分析方法、生物信息学工具选取、数据标准化、临床相关解读等事项，以确保准确性和可靠性，从而更好地应用于遗传性疾病诊断和研究。

一组 PE150 的测序 FASTQ 数据分析全流程包括数据质控、序列比对、去除重复序列、变异检测和变异注释共五个分析模块，我们将使用一组开源的生物信息学软件来完成这些过程（需要下载安装的开源软件有：Fastp、Bwa、Samtools、Sambamba、Strelka2、Manta、Vcfanno、Bcftools 和 ANNOVAR）。

1. 第一步：数据质控 数据质量控制是 WGS 分析的关键步骤之一，这里使用软件 fastp 对原始测序 FASTQ 数据的测序 reads 进行质量评估和过滤，以确保我们分析的 FASTQ 数据质量良好，减少后续分析中的误差，处理步骤包括如下。

（1）从测序 read 的 3′端检测并切除测序接头序列，得到的序列长度低于指定阈值时，过滤掉该 read。

（2）检查测序 read 的碱基质量，过滤掉指定低质量阈值的测序 read。

（3）过滤掉 N 碱基的比例超过指定阈值的测序 read。

（4）计算测序 read 的序列复杂性，过滤掉复杂度低于指定阈值的测序 read。

（5）其他过滤条件。

备注：测序 read（s）是指测序仪单次测序所产生的碱基序列，由原始图像数据转化而来；每个测序 read 包含四行，包含碱基序列和每个碱基对应的质量值等信息。

2. 第二步：序列比对 这里使用软件 Bwa 的 mem 算法将上一步得到的过滤后的 FASTQ 数据比对到人类参考基因组 FASTA 序列上，比对完成后将产生一个包含每条测序 read 比对到基因组具体位置等详细信息的 SAM 文件，用软件 Samtools 将 SAM 文件转化为存储空间更小的 BAM 文件并排序。注意：人类参考基因组 FASTA 序列可以从 NCBI、UCSC 或 Ensembl 等官方网站下载，比对之前需使用 Bwa index 对参考基因组 FASTA 序列构建索引文件。

3. 第三步：去除重复序列 这里使用软件 Sambamba 对上一步得到的 BAM 文件去除重复序列（主要是 PCR 扩增偏好带来的重复序列），该步骤可以减弱 PCR 扩增对后续变异置信度的影响。注意：PCR-free 文库可省去这一步骤。

4. 第四步：变异检测 这里使用软件 Strelka2 对上一步得到的去重 BAM 文件进行胚系变异检测，检测结果以标准的 VCF 文件格式储存。

5. 第五步：变异注释 这里使用软件 ANNOVAR 对上一步得到的变异检测结果进行注释。该软件安装完成后自带人类参考基因组 hg19 版本的 refGene 数据库，也可以根据官方指引构建自己感兴趣的参考基因组数据库。它可以注释变异位点位于哪个基因、位于基因的什么位置（UTR、exon、intron 等）以及该变异是否引起蛋白质的改变等信息；但是不包括该变异是否有害、是否会导致对靶向药物的敏感性产生变化，或者是否会引起某种遗传病等信息，为了获取这些信息，需要手工构建相应的知识库，例如通过查阅文献或搜索公共数据库，可以收集到与感兴趣的遗传病相关的变异位点，将其添加至我们的知识库文件中，如果受检样本有相关变异，则对应注释信息会自动附加至检测结果。注意：因为上一步的变异结果以标准的 VCF 文件格式储存，所以注释可以兼容多种公共开源软件，包括但不限于 ANNOVAR、SnpEff、VEP 等。

（赵百慧）

微课/视频 2

实验三十六　RNA-seq 数据分析

转录组测序（RNA-seq）是将 RNA 分子转化为 cDNA 并进行二代测序，以确定基因在特定条件下的表达情况的实验方法。RNA-seq 数据分析即转录组数据分析，可以发现生物学过程中起关键作用的生物学通路，有助于揭示和理解生物学过程基本分子机制。同时，通过识别与疾病相关的关键基因和通路，RNA-seq 数据分析有助于发现新的药物靶点。这些靶点可以成为开发新疗法的基础，特别是在癌症治疗、自身免疫疾病等领域。

以 6 例人宫颈癌培养细胞样本测序获取的 6 组 PE100 的 FASTQ 数据为例，介绍 RNA 测序数据的差异基因表达常规分析流程。分析全流程包括数据质控、去除 rRNA、比对到参考基因组、基因和转录本水平的定量分析、差异基因表达以及富集分析共六个分析模块，需要下载安装的开源软件有：Fastp、Bowtie2、Hisat2、Samtools、Stringtie、FeatureCount 和 R。在 RNA-seq 数据分析中，要注意数据质量控制、选择合适的参考基因组、差异表达分析方法、功能富集分析工具、数据可视化效果、多数据集比较等方面。

1. 第一步：数据质控　数据质量控制是 RNA-seq 分析的关键步骤之一，这里使用软件 fastp 对原始测序 FASTQ 数据的测序 reads 进行质量评估和过滤，以确保我们分析的 FASTQ 数据质量良好，减少后续分析中的误差，处理步骤包括如下。

（1）从测序 read 的 3′端检测并切除测序接头序列，得到的序列长度低于指定阈值时，过滤掉该 read。

（2）检查测序 read 的碱基质量，过滤掉指定低质量阈值的测序 read。

（3）过滤掉 N 碱基的比例超过指定阈值的测序 read。

（4）计算测序 read 的序列复杂性，过滤掉复杂度低于指定阈值的测序 read。

（5）其他过滤条件。

2. 第二步：去除 rRNA　rRNA 在 RNA-seq 分析中通常不是我们关心的目标，这里使用软件 Bowtie2 将测序 FASTQ 数据与已知的 rRNA 序列进行比对，过滤掉比对上的 reads。

3. 第三步：比对到参考基因组　将过滤掉 rRNA 序列后的 FASTQ 数据比对到与样本类型对应的参考基因组 FASTA 序列上。

（1）选择参考基因组：选择一个适合的参考基因组，通常是已知物种的基因组序列，可以从 NCBI、Ensembl 网站下载。本次分析使用从 Ensembl 下载的 GRCh38 version 110 版的参考基因组。

（2）将 FASTQ 数据比对到参考基因组 FASTA 序列上：这里使用软件 Hisat2 将过滤掉 rRNA 序列后的 FASTQ 数据与参考基因组进行比对。比对完成后将产生一个包含每条测序 read 比对到基因组具体位置等详细信息的 SAM 文件，用软件 Samtools 将 SAM 文件转化为存储空间更小的 BAM 文件并排序。

（3）使用软件 stringtie 对排序的 BAM 文件进行处理得到组装的转录本，以此作为参考来计算基因和转录本的表达水平。

4. 第四步：基因和转录本水平的定量分析 这里使用软件 featureCounts 快速准确地进行基因水平的表达量定量，统计 featureCounts 所得结果，得到基因的表达矩阵。

5. 第五步：差异基因表达分析 在 RNA-seq 分析中，我们经常关心不同条件下基因表达的变化。差异基因表达分析帮助我们识别在不同样本组之间表达量显著不同的基因，这对于理解生物学过程、疾病机制以及药物作用至关重要。我们将使用 R 软件中的 DESeq2 包，主要步骤如下。

（1）数据准备 我们需要将上一步定量分析得到的基因表达矩阵导入 R。

（2）归一化 DESeq2 会对表达矩阵进行归一化，以消除样本之间的技术差异。

（3）差异表达分析 DESeq2 会计算每个基因的表达量在不同组之间的显著性，并根据调整的 P 值和折叠变化（fold change）来筛选差异表达基因。

（4）结果解释 DESeq2 输出一个差异表达基因列表，其中包含每个基因的统计显著性和折叠变化。

6. 第六步：富集分析 富集分析帮助我们理解差异表达基因的功能和相互作用。我们可以使用 KEGG（Kyoto Encyclopedia of Genes and Genomes）和 GO（Gene Ontology）数据库来进行富集分析。

（1）KEGG 通路分析 KEGG 数据库提供了基因和蛋白质的功能注释和通路信息。我们可以将差异表达基因映射到 KEGG 通路中，并了解这些基因在哪些生物学通路中起作用。

（2）GO 功能注释 GO 是一个用于描述基因功能和相关生物学过程的标准化词汇。我们可以使用 GO 数据库来注释差异表达基因的功能。

（赵百慧）

第八章 医学实验室认可分子诊断领域相关实验

医学实验室认可是以国家标准《医学实验室 质量和能力的要求》（GB/T 22576）（等同采用国际标准 ISO 15189）为标准，对医学实验室进行评审，证实其是否具备开展医学检测活动的能力。该标准从检验过程的多个方面提出了要求：①检验申请；②患者准备及识别；③样品采集、运送、处理及储存；④选择符合预期的检验及后续的解释、报告和建议等。此外，国家标准还制定了医学实验室质量管理体系的建立、实施和保持等规定。

选择符合预期的检验是医学实验室认可"检验过程"要素的核心内容之一。实验室认可时必须验证商品化试剂盒的性能，核实其重要性能特征是否与说明书声明的一致，同时要确认其能否满足预期用途。现场评审时，需要通过"留样再测""设备比对""人员比对"或"现场演示"等多个环节来证实拟申请认可检验项目所使用检测系统的性能和相关操作人员的能力。

本章以普遍开展的病原体分子检测为例，介绍一种验证乙型肝炎病毒 DNA 检测试剂盒定量限的方法；同时以病原体 RNA 恒温扩增项目为例，简要介绍现场试验的过程。

实验三十七　乙型肝炎病毒 DNA 检测试剂盒定量限验证

微课/视频 1

【实验目的】

掌握 DNA 定量检测试剂盒定量限验证的方法。

【实验原理】

定量限（limit of quantitation，LoQ）是核酸定量检测试剂盒等商品化试剂盒的重要性能特征之一，通常定义为：在既定的实验条件下，满足精密度目标时能可靠检测得到的分析物的最低浓度。在将试剂盒应用于患者样品检测之前，需要制备并检测一系列浓度已知的样品，并分析其检测结果，来验证实际定量限是否可以达到试剂盒说明书声明的定量限。

定量限的验证可以使用多种方式，例如基于总误差（TE）的准确度目标来验证 LoQ、基于精密度目标来验证 LoQ 声明等。本试验以乙型肝炎病毒 DNA 定量检测试剂盒为例，介绍基于 TE 的准确度目标来验证其定量限的方法。

【实验仪器和材料】

1. **实验仪器**　荧光定量 PCR 仪、加样器、恒温金属浴等。

2. **实验材料**　200μl PCR 反应管、EP 管、吸头等。

3. **试剂**　乙型肝炎病毒 DNA 定量检测试剂盒（定量限为 100IU/ml）、HBV DNA 标准品（2.0×10^4IU/ml）、生理盐水等。

【实验步骤】

1. 稀释标准品　将标准品用生理盐水稀释成浓度为 100IU/ml（以 10 为底，该浓度值的对数是 2）的样品两份，分别为样品 1、样品 2。

2. 检测　按照试剂盒说明书中规定的检测步骤，分 5 个批次对上述两个样品进行检测，每批次实验每个样品重复检测 2 次。每批次实验需同时检测阴性质控、弱阳性质控及标准曲线。

3. 计算　计算结果时，需将浓度（X IU/ml）取以 10 为底的对数 $\lg X$ 后，计算每个检测结果与目标浓度偏差的绝对值是否在 " ≤ 0.4 " 这一允许范围内。如果 20 个检测结果中至少有 18 个结果（即比例 >90%）的偏差在上述范围内，即为验证通过。

【实验结果】

20 个检测数据的偏差均在允许范围内（表 37-1），试剂盒声称的定量限得到验证。

表 37-1　乙型肝炎病毒 DNA 检测试剂盒定量限验证结果

序号	样品 1 浓度 X（IU/ml）	浓度对数值 $\lg X$	浓度对数值偏差	样品 2 浓度 X（IU/ml）	浓度对数值 $\lg X$	浓度对数值偏差
1	162	2.21	0.21	220	2.34	0.34
2	91.3	1.96	−0.04	111	2.05	0.05
3	102	2.01	0.01	228	2.36	0.36
4	75.8	1.88	−0.12	140	2.15	0.15
5	147	2.17	0.17	173	2.24	0.24
6	116	2.06	0.06	104	2.02	0.02
7	121	2.08	0.08	122	2.09	0.09
8	142	2.15	0.15	143	2.16	0.16
9	111	2.05	0.05	137	2.14	0.14
10	119	2.08	0.08	89.0	1.95	−0.05

【注意事项】

1. 进行定量限验证时，使用同一批号的试剂盒和同一台荧光定量 PCR 仪。
2. 偏差允许范围依据基于总误差（TE）的准确度目标来制定。

（陈　茶）

实验三十八　医学实验室认可项目现场实验

微课/视频 2

【实验目的】

掌握病原体 RNA 恒温扩增项目认可现场试验的过程。

【实验原理】

对于实验室拟申报认可的检验项目，其现场试验的结果能否符合相关标准的要求，是该项目能否获推荐认可的决定性因素之一。医学实验室认可评审报告中有用于记录现场试验数据的专用表格。病原体 RNA 恒温扩增项目属于定性试验，现场试验可通过留样再测，观察再测结果与原始结果一致性的方式，考察该类项目的检测能力。若实验室有多套检测系统，也可通过仪器比对的方式进行现场试验。

【实验仪器和材料】

1. 实验仪器 普通 PCR 仪、荧光定量 PCR 仪、加样器等。

2. 实验材料 200μl PCR 反应管、吸头、样本保存管、磁力架等。

3. 试剂 沙眼衣原体恒温扩增试剂盒、淋病奈瑟菌恒温扩增试剂盒、解脲脲原体恒温扩增试剂盒、生殖支原体恒温扩增试剂盒等。

【实验步骤】

1. 样品保存条件验证 相关试剂盒的说明书中有关于样品在不同保存条件下稳定性的说明，实验室需要通过试验，预先验证样品在该保存条件下保存至临近相应时限时的稳定性。

2. 留样 留取日常检测过程中检出的各拟认可项目的阳性、弱阳性及阴性样品，储存于经验证的保存条件，留样再测时，各样品需处于稳定保存期内。

3. 检测 根据各试剂盒说明书和实验室的标准操作规程，采用与首次检测一致的方法，对所留取的样品进行再次检测。通过 dt 值（样本曲线与阈值线交点的横坐标读数）来判断结果。若 dt 值处于试剂说明书中列出的"需复查"的阳性判定值范围，结果记为弱阳性"±"。

4. 结果分析 将结果填入现场试验记录表中，注明再测结果是否与原始结果相符合（阳性"＋"和弱阳性"±"的结果，可视为一致）。针对单个项目而言，结果一致的样品数占所有留样检测样品数的比例大于等于80%时，通常判定为留样再测结果符合。

【实验结果】

各项目的现场试验结论均为符合，试验结果记录于表38-1。

表38-1 现场试验/演示记录表

实验室名称：×××
实验室地址：×××
专业领域：□AA 临床血液学　□AB 临床体液学　□AC 临床化学　□AD 临床免疫学　□AE 临床微生物学
　　　　　□B 输血医学　　□C 病理学　　☑ X 分子诊断　□Y 流式细胞学

序号	检验（检查）项目	样品类型	检验（检查）方法	试验设备	试验人员	试验要求	试验结果						判断标准	试验结论	备注
1	沙眼衣原体 RNA	尿液	恒温扩增法	普通 PCR 仪（编号：××）荧光定量 PCR 仪（编号：××）	××	留样再测	序号	1	2	3	4	5	符合率 ≥80%	Y	
							首次	+	−	+	−	+			
							再测	+	−	±	−	+			
							是否一致	是	是	是	是	是			

续表

序号	检验(检查)项目	样品类型	检验(检查)方法	试验设备	试验人员	试验要求	试验结果						判断标准	试验结论	备注
2	淋病奈瑟菌RNA	尿液	恒温扩增法	普通PCR仪(编号:××)荧光定量PCR仪(编号:××)	××	留样再测	序号	1	2	3	4	5	符合率≥80%	Y	
							首次	+	−	+	−	+			
							再测	+	±	±	−	+			
							是否一致	是	否	是	是	是			
3	解脲脲原体RNA	尿液	恒温扩增法	普通PCR仪(编号:××)荧光定量PCR仪(编号:××)	××	留样再测	序号	1	2	3	4	5	符合率≥80%	Y	
							首次	−	+	+	+	+			
							再测	−	+	±	+	+			
							是否一致	是	是	是	是	是			
4	生殖支原体RNA	尿液	恒温扩增法	普通PCR仪(编号:××)荧光定量PCR仪(编号:××)	××	留样再测	序号	1	2	3	4	5	符合率≥80%	Y	
							首次	+	−	+	−	±			
							再测	+	±	±	−	−			
							是否一致	是	是	是	是	否			

填表说明:(略)

【注意事项】

1. 选取留样再测的方式进行现场试验时,应注意弱阳性样品的稳定性及浓度对试验结果的影响。

2. 当检测靶标是RNA时,需特别留意样品中目的RNA是否有降解的可能。

3. 选择弱阳性样品时,其 dt 值不应处于试剂说明书中列出的"需复查"的阳性判定值范围。

(王丽娜)

第九章　分子诊断学综合性实验

从 1978 年简悦威等人采用液相 DNA 分子杂交技术成功进行地中海贫血的基因诊断开始，分子诊断技术经历了近五十年的迅猛发展，已成为现代医疗体系中不可或缺的组成部分。临床分子诊断涵盖分子杂交、PCR、基因芯片、DNA 测序、核酸质谱等多种技术平台，在多个临床应用方向上，为疾病的精准诊断、治疗决策和预后评估提供了重要的依据。

本章在感染防控、遗传病诊断、肿瘤诊治、药物基因组等常用的临床分子诊断应用方向上，设计了一系列综合性实验。本章基于各类常见的分子诊断临床检测项目，结合涵盖多个检测平台的实验操作演示视频，旨在模拟临床检测中的实验操作，展示临床样本采集、样本处理、样本检测及结果分析等操作的全过程。

在本章的学习过程中，同学们应对前期学习内容进行整合和应用，熟悉和理解不同分子诊断技术的临床应用场景，掌握各个操作步骤的实验原理及注意事项，培养综合分析能力和解决实际问题的能力，了解各个实验平台的优势和操作方法。通过这些综合性实验，期待能够帮助学生为未来在分子诊断学领域的临床与科研工作打下基础。

实验三十九　乙型肝炎病毒的定量与基因分型检测

微课/视频 1　微课/视频 2

乙型病毒性肝炎（简称乙肝）是由乙型肝炎病毒（HBV，简称乙肝病毒）引起，以肝脏炎症为主并可引起多器官损害的传染病，已成为严重的社会和公共卫生问题。通过监测乙肝患者血中 HBV DNA 载量的基线水平和变化，可监测抗病毒治疗的应答和治疗效果。乙肝病毒的型别与治疗的应答效果相关。当前已鉴定出至少 10 种基因型（A~J 型），我国以 B 和 C 型为主，部分西北部地区有少量 D 型分布。B 型乙肝病毒感染者对干扰素 α 治疗的应答率高于 C 型。D 型乙肝病毒感染者更易发生肝衰竭，且更易引起慢性乙肝病情的复发。

在 PCR 过程中，*Taq* DNA 聚合酶能水解与 DNA 模板互补结合的 TaqMan 探针，使得 TaqMan 探针上的报告基团和淬灭基团分离，发出相应荧光。通过检测 PCR 反应体系中的荧光信号强度，监测 PCR 扩增产物的变化。反应体系中加入了内标系统，是质量控制的一部分，内标是与检测靶标不产生交叉反应的已知序列核酸。内标参与了样本提取与核酸扩增过程，由于反应体系中有针对内标的检测引物与 TaqMan 探针，通过检测内标可监控整个实验过程，验证 PCR 反应的可靠性。

针对 HBV 核酸保守区设计特异性引物及 TaqMan 探针，通过实时荧光定量 PCR 检测磁珠法提取的 HBV DNA，使用 4 个不同浓度的 HBV 定量参考品，绘制"浓度－C_t 值"标准曲线，进而标定待测样品中 HBV DNA 的载量。

采用核酸释放剂快速裂解、释放血浆样本中的 HBV DNA，分别针对 HBV B、C 和 D 型序列设计三套特异性引物及 TaqMan 探针，通过实时荧光定量 PCR 对 HBV 进行分型检测（B、C、D 型）。

（戴立忠）

实验四十　呼吸道病原体检测（十二项联检）

微课/视频 3　微课/视频 4

呼吸道感染分为上呼吸道感染和下呼吸道感染，是指病原体感染人体的鼻腔、咽喉、气管、支气管或肺部，表现为发热、肿痛、咳嗽、头痛等症状。常见的呼吸道病原体包含病毒和细菌，具有感染性强、传播快、潜伏期短、发病急等特点，对人类健康构成严重威胁。

通过六项呼吸道病原体核酸检测试剂盒定性检测人咽拭子样本中常见上呼吸道病原体（甲型流感病毒、乙型流感病毒、呼吸道合胞病毒、腺病毒、人鼻病毒和肺炎支原体）的核酸，通过六项呼吸道病原菌核酸检测试剂盒定性检测人痰液样本中常见下呼吸道病原菌（肺炎克雷伯杆菌、嗜肺军团菌、肺炎链球菌、流感嗜血杆菌、铜绿假单胞菌和金黄色葡萄球菌）的核酸，为呼吸道感染的精准诊断和临床用药提供有力支持。

与常规荧光 PCR 的原理相同，多重荧光 PCR 在其反应体系加入一对以上互不干扰的引物探针，通过引物的特异性结合和探针的荧光信号，实现对内标及多个病原体核酸的同时扩增和检测。对于目标靶点的检测可以采用荧光扩增曲线或者熔解曲线的方式。荧光扩增曲线是基于荧光探针产生的荧光信号，绘制循环数与荧光信号的变化曲线图。熔解曲线是反映随温度升高，DNA 的双螺旋结构解离程度的曲线。设计能定向杂交特定病原体靶标的荧光探针，在 PCR 反应过程中，基于温度变化导致探针与靶标形成的双链 DNA 在解旋过程中的荧光信号变化，绘制温度与荧光信号的变化曲线图，即可通过熔解曲线（melting curve）的特征峰监控目标核酸的扩增情况。

六项呼吸道病原体核酸检测试剂盒含有针对病原体核酸保守区设计的特异性引物和荧光探针，结合 PCR 反应液等组分，采用逆转录 - 聚合酶链反应（RT-PCR）技术，将所有 RNA 病毒中的 RNA 逆转录为 cDNA，然后进行 PCR 扩增，通过荧光扩增曲线检测样本中病原体核酸的扩增情况。六项呼吸道病原菌核酸检测试剂盒含有针对病原菌核酸保守区设计的特异性引物和荧光探针，结合 PCR 反应液等组分，针对单色荧光通道中一个目标靶点的检测采用荧光扩增曲线而另一个目标靶点的检测采用熔解曲线的方式，实现在单色荧光通道中同时进行两个目标靶点的检测。

（戴立忠）

实验四十一　地中海贫血基因检测（PCR-反向点杂交法）

微课/视频 5

地中海贫血（简称"地贫"）是一组严重致死致残的血液病，主要分为 α 地贫和 β 地贫两种类型。除少数患者可采用骨髓移植外，此病目前尚无其他有效治疗手段。因此，通过人群的携带者筛查和基因诊断确定高风险夫妇，并对其所孕胎儿进行产前基因诊断，从而避免重症患儿的出生，一直是国际上公认的首选措施。地贫主要是源于 α 珠蛋白基因簇（16p13.3）和 β 珠蛋白基因簇（11p15.5）的基因突变。其中，α 地贫基因以大片段缺失突变为主，小部分为基因点突变；β 地贫基因主要为点突变。

地贫基因检测，目前临床实验室主要采用目的基因 PCR 扩增结合反向点杂交（PCR-RDB）技术。PCR-RDB 是将多个检测位点的正常和突变探针固定在尼龙膜上标记的对应位置，然后将 PCR 扩增的

α 和（或）β 珠蛋白靶基因产物与此尼龙膜上的探针进行杂交，即可根据各探针位置是否检出对应的靶分子，而判断基因检测结果。PCR–RDB 可于一个反应、一张膜条上，实现多个位点的同时检测。例如：本实验所用试剂盒的检测膜条上包含 CD41 –42（–CTTT）、CD17（A > T）、–28（A > G）、CD26（G > A）、IVS – II –654（C > T）、CD71 –72（+ A）等突变的野生型和突变型探针，受检样本经 PCR 扩增、杂交、显色，如果膜条上各位点均检测到野生型靶序列，同时 CD17（A > T）位点还检出突变序列，即可判读为 CD17（A > T）突变的携带者，基因型为 $\beta^{CD17(A>T)}/\beta^{N}$；如果膜条上除 CD17（A > T）外均检测到野生型靶序列，而 CD17（A > T）位点只检出突变序列，即可判读为 CD17（A > T）突变的纯合子，基因型为 $\beta^{CD17(A>T)}/\beta^{CD17(A>T)}$。

PCR–RDB 技术突破了传统斑点杂交一次只检测一种突变的局限，实现了多位点同时稳定检测。除用于地贫基因突变检测外，PCR–RDB 技术还常用于 HPV 分型、HBV 基因突变等检测。

（杨学习）

实验四十二　白血病 BCR∷ABL 融合基因检测（荧光原位杂交法）

微课/视频 6

慢性粒细胞白血病是造血干细胞来源的血液恶性克隆增生性疾病，其特征为 9 号染色体和 22 号染色体长臂易位。位于 9q34 位点的 ABL 基因与位于 22q11 位点的 BCR 基因相互易位，可形成 BCR∷ABL 融合基因。BCR∷ABL 融合基因的翻译产物具有很高的酪氨酸激酶活性，会因促使细胞过度增殖而使细胞调控发生紊乱。BCR∷ABL 融合基因检测对于慢性粒细胞白血病疗效预测和治疗方案的选择至关重要，是个体化医疗的典型案例。

荧光原位杂交（fluoresence in situ hybridization，FISH）是一种非同位素标记的染色体畸变检测方法，可通过荧光素标记的互补探针与细胞核中的靶序列杂交，反映染色体或者基因的状态信息，是分子细胞遗传学的一种重要检测技术。

BCR∷ABL 融合基因检测试剂盒（荧光原位杂交法）提供了双色荧光探针，分别与 BCR 基因区段（标记为绿色探针）和 ABL 基因区段（标记为红色探针）序列同源。根据基因所在位置，通过缺口平移法标记荧光探针。根据碱基互补配对原则，特定的 DNA 序列与细胞内的目的序列互补结合。由于探针带有荧光，在合适的激发光照射下，能够在荧光显微镜下被清楚地观察到，从而在体外直接观察细胞中特定核酸。

本实验包括以下几个步骤：首先对样本进行预处理；其次将样本与探针一起变性并杂交；杂交完成后，通过一系列的洗涤，去除探针与样本之间的非特异性结合和未掺入杂交体的过剩探针；再用 DAPI 复染剂将细胞核复染成蓝色；最后用荧光显微镜在合适的滤镜下观察荧光信号。在正常的细胞中，杂交信号显示为两红两绿（2R2G）；在发生 BCR 基因和 ABL 基因重排的典型异常细胞中，杂交信号显示为一红一绿两黄（1R1G2F）。

FISH 目前已经被广泛应用于遗传病诊断、产前诊断、肿瘤遗传学、生殖医学和基因组研究等许多领域。除融合基因检测外，还常用于人染色体微缺失/微重复检测、亚端粒畸变、染色体数目异常、染色体结构异常等检测。

（杨学习）

实验四十三　肿瘤基因突变位点检测（二代测序法）

微课/视频 7　微课/视频 8　微课/视频 9

基因突变和肿瘤的发生密切相关，同时还与患者的预后及靶向药物的选择直接相关。因此，基因突变位点也可作为肿瘤辅助诊断的分子标志物。但肿瘤基因突变检测存在突变位点多、突变细胞比例低等技术问题。二代测序技术（next-generation sequencing, NGS）可以一次并行检测几十万至几百万条 DNA 分子，在检测通量上具备独特的优势，同时检测敏感性也大大增加，已成为肿瘤基因突变位点检测的主流技术。肺癌是全球范围内发病率和死亡率最高的恶性肿瘤。肺癌患者中，非小细胞肺癌（non-small cell lung cancer, NSCLC）占 80%~85%，NSCLC 中以表皮生长因子受体（epidermal growth factor receptor, EGFR）基因突变最为常见，其次是 *K-RAS*、*ALK*、*MET*、*HER2*、*ROS1*、*BRAF* 等。二代测序技术基因突变检测可同时准确地检测多个靶基因的多个靶点，可对临床治疗进行针对性的指导。

二代测序技术的工作流程主要包括文库制备、靶序列富集、测序和数据分析。

1. 文库制备　文库制备前，需提取肿瘤组织中的核酸 DNA/RNA，RNA 需逆转录成 cDNA，提取的 DNA 或逆转录的 cDNA 用于文库制备。目前文库构建主要分为探针捕获建库法与扩增子建库法。

（1）探针捕获建库法　基本流程为：DNA 片段化、末端修复与加 A 尾、接头连接、PCR 预扩增、探针捕获。

1）DNA 片段化　因测序仪读长的限制，提取出来的 DNA 是无法直接上机测序的，需将提取的 DNA 剪切到适合的片段长度，一般在 200bp 左右。现在比较常用的方法为超声破碎法和酶切法。通过这一步，DNA 被切成适合上机测序的片段大小。

2）末端修复与加 A 尾　片段化的双链 DNA 因随机打断而末端不完整，需进行末端补平且在 3′末端添加突出的 A 碱基、在 5′端进行磷酸化，加 A 碱基的目的是产生黏性末端利于后面的接头连接。

3）接头连接　添加过 A 尾的 DNA 片段，具有突出的 A 末端，这样可以与含有 T 末端的接头进行互补配对连接。加接头的主要目的是在片段 DNA 末端增加文库标签（index）、添加与测序平台互补的寡核苷酸序列和测序引物互补序列等序列识别原件。

4）PCR 预扩增　因接头两端双链是不互补配对的，还不能用于测序，利用接头两端共同序列，采用通用引物扩增使文库变成能用于测序的双链 DNA 文库。该扩增循环数不高，采用高保真酶，尽量保持文库序列的真实性。

5）探针捕获　所谓探针即为已知序列的单链寡核苷酸序列，可以与文库中互补序列结合，通过特异性纯化等方式，捕获靶标 DNA 序列。

（2）扩增子建库法　基本流程为：目的序列扩增、接头序列连接。

1）目的序列扩增　利用多重 PCR 富集靶 DNA。因提取的 DNA 或逆转录的 cDNA 为全基因组序列，可通过多重 PCR 同时扩增富集多条目的序列。

2）接头序列连接　接头连接主要有两种方式：加 A 尾连接法和 PCR 连接法。加 A 尾连接法可参考探针捕获流程。PCR 连接法是在设计一轮多重 PCR 引物时，在引物 5′端添加已知共同序列，使得一轮多重 PCR 扩增出来的序列 5′端带有共同序列；二轮引物中设计测序识别序列等元件和与一轮 PCR 产物互补的序列，通过 PCR 的方法，在目的序列两端加上测序识别序列等元件。

以上建库方法得到的目的序列文库多为单分子文库，还需进行信号放大，便于仪器的识别。

2. 靶序列富集　即对构建好的单分子的文库进行富集，形成单克隆，在后续的测序环节可实行信号的放大。靶向富集方法包括桥式 PCR 扩增、滚环扩增、油包水 PCR 等。

3. 测序 将富集好的靶序列单克隆文库通过不同的方式结合在测序芯片上,利用测序通用引物对文库进行测序,通过荧光信号或电信号来确定碱基序列。

4. 数据分析 测序完成后,对测序下机原始数据(FASTQ 文件)进行质控,过滤低质量 reads;与参考基因组比对,找出变异碱基/序列;识别的变异信息,参考公共数据库或自建数据库对变异位点进行注释。

除对组织样本进行检测外,二代测序技术还可用于血浆游离 DNA 样本的肿瘤突变位点检测及动态检测。检测结果可为肿瘤患者提供更全面的用药指导,同时对治疗疗效有很好的预测作用,通过动态检测还可对用药方案进行及时调整。

(杨学习)

实验四十四 药物代谢酶基因 *CYP2C19* 多态性检测

微课/视频 10

药物基因组学是精准医疗的重要组成部分,根据个体的基因特征,预测患者对药物的反应,定制药物治疗方案,可提高疗效、减少副作用,对患者的治疗有重要价值。*CYP2C19* 基因是 P450 代谢酶体系的重要成员,其编码的药物代谢酶参与氯吡格雷、抗癫痫药、抗抑郁药及质子泵抑制剂等十余种药物的代谢并显著影响其临床应用。*CYP2C19* 主要多态性位点有 c. 681G > A、c. 636G > A 及 c. - 806C > T。此外,常见的药物基因组检测基因还有 *ALDH2*、*ApoE*、*SCLO1B1* 等。

对这些基因进行检测,常用的方法有一代测序(Sanger 测序)、PCR-荧光探针、基因芯片、核酸质谱法(即 PCR-飞行时间质谱法)等。其中,核酸质谱法可同时对多个位点进行检测,且操作相对简单,成本低廉,常用于药物基因组相关检测。本实验以 *CYP2C19* 基因的多态性为例,设计核酸质谱法检测药物基因组相关位点多态性的实验方法。

本实验首先使用商品化核酸提取试剂盒,从人的 EDTA 抗凝静脉血中提取基因组核酸。采用多重 PCR 引物对含待检基因位点的目的片段进行扩增,选择合适的扩增条件(如退火温度、循环次数)以确保扩增效率和特异性。采用虾碱性磷酸酶(shrimp alkaline phosphatase,SAP)处理 PCR 过程中残余的 dNTP。然后加入特异性单碱基延伸引物,通过延伸酶的作用,在多态性位点上延伸 1 个经过特殊处理的碱基,使得含有不同等位基因的延伸产物之间只有单个碱基的差异。将延伸产物采用树脂或其他方法去除延伸反应中的盐离子,确保质谱分析的准确性和灵敏度。然后在核酸质谱仪上,采用基质辅助激光解吸电离飞行时间质谱技术(MALDI‑TOF),基于真空电场中离子飞行时间与离子质荷比成正比的原理,通过飞行时间即可将不同分子质量的延伸产物区分开,进而可直接测定其基因型。反映在仪器的检测结果上,可根据核酸质谱峰图及聚类图,判断多态性位点检测结果。

(姜育燊)

实验四十五　染色体非整倍体多重STR 基因分型检测

微课/视频 11

短串联重复序列（short tandem repeats，STR）是以 2～6 个核苷酸为重复单元串联组成的重复序列，其重复单元次数具有高度多态性，在人类基因组中广泛存在。鉴于人体基因组 STR 重复单元的高度多态性及遗传高度保守性，多重 STR 基因分型技术已广泛应用于个体鉴定、亲子鉴定、细胞系交叉污染以及疾病辅助诊断方面。多重 STR 基因分型技术的基本检测原理是：首先选取多个高度多态的 STR 位点设计引物，将所有引物混合为一管，进行多重扩增反应，再通过凝胶电泳或毛细管电泳技术进行 STR 分型。其中通过毛细管电泳进行 STR 分型具有更高的准确度，可区分至 1 个 bp 长度的等位基因，该技术将荧光基团标记到引物的 5′端，在 PCR 扩增后可获得荧光标记的 DNA 片段，进而通过毛细管电泳技术检测，达到 STR 分型的目的。

常见的染色体非整倍体包括 21 三体、18 三体、13 三体、X 单体等。正常人类二倍体基因组包含来自父母双方的两个等位基因，高度多态性 STR 位点的重复单元次数通常不同，因此在 STR 位点两端设计引物，可扩增出两个不同长度的 DNA 片段，且片段丰度比例为 1∶1。而染色体非整倍体的患者，以 21 三体为例，3 个等位基因中，1 个来自其中一方的 1 个等位基因，另 2 个来自另一方的 2 个等位基因或同 1 个复制或分离异常的等位基因，则出现 3 个不同长度的丰度比例为 1∶1∶1 的 DNA 片段或 2 个不同长度的丰度比例为 1∶2 的 DNA 片段。利用多重 STR 基因分型技术，检测特异性 STR 序列标签，通过重复单元次数分布推断等位基因的状态，即可实现染色体非整倍体的检测。临床上为了提高检测准确性，通常需设置多个 STR 位点共同判断染色体非整倍体，所选的 STR 位点需遵循多态性高、无连锁现象且需均匀分布在染色体各区段，避免因染色体微缺失/微重复而导致假阳性检测。多重 PCR 引物设计原则应遵循各引物对的 G+C 含量、扩增条件保持一致，且需引物之间避免相互干扰。

多重 STR 基因分型技术分辨率高，样本量需求少，检测流程短，易标准化，易临床应用。在产前诊断领域，与传统的核型分析技术相比，多重 STR 分型技术具有简便、快速、不受细胞培养限制等优点。多重 STR 基因分型技术除了可以检测染色体非整倍体外，在排除胎儿样本母源污染方面也具有较好的应用价值。母源污染的判断依据为母体与胎儿的混合 STR 重复单元分布特征，其产生的原因主要是产前取样时需穿刺抽取孕妇的羊水或绒毛膜，该过程极有可能造成母源样本的代入，直接导致检测结果的不准确，因此在产前诊断中，母源污染的排除是关键的质控环节。同理，流产组织的遗传学检测也很容易产生母源污染，该污染也可通过多重 STR 基因分型技术进行排除。

（杨学习）

第十章 分子诊断试剂设计、研发与注册综合方案

分子诊断试剂是指应用分子生物学技术手段，检测受检个体或其携带的病原微生物的遗传物质结构或异常表达的体外诊断试剂，能够快速、精准地助力疾病诊断、耐药检测、动态监测、流行病学调查等应用，具有灵敏度高、特异性强、诊断窗口期短等优点。

根据国家药品监督管理局（以下简称国家药监局）发布的《体外诊断试剂分类规则》（2021年第129号），体外诊断试剂分为三个类别，每个类别对应不同的风险程度和管理要求。第一类体外诊断试剂是指具有较低的个人风险，没有公共健康风险，实行常规管理可以保证其安全、有效的体外诊断试剂，通常为检验辅助试剂。第二类体外诊断试剂是指具有中等的个人风险和（或）公共健康风险，检验结果通常是几个决定因素之一，出现错误的结果不会危及生命或导致重大残疾，需要严格控制管理以保证其安全、有效的体外诊断试剂。第三类体外诊断试剂是指具有较高的个人风险和（或）公共健康风险，为临床诊断提供关键的信息，出现错误的结果会对个人和（或）公共健康安全造成严重威胁，需要采取特别措施严格控制管理以保证其安全、有效的体外诊断试剂。

基于国家相关政策要求，分子诊断试剂开发策略主要包括以下环节。

1. 设计开发策划、立项 在开发分子诊断试剂前，基于市场、客户需求进行调研分析，包括检测靶标、预期用途、应用场景等，其次明确市场容量和应用前景，包括相应疾病的发生率，以及明确市场上是否具有同类产品（即竞品情况），确认检测方法和技术的可行性，输出项目设计开发可行性分析报告、用户需求说明，进行立项评审。

2. 设计开发输入 立项评审通过后，进行产品设计开发输入。包括根据预期用途确定产品的技术平台、靶标及选择样本类型，确定产品的功能、性能、可用性和安全要求等。同时需结合适用的法律法规、标准及产品指导原则，确保输入的充分性和适宜性。

3. 产品设计开发 输入得到批准后，即可启动体外诊断试剂的研制。包括：①原材料的筛选、参考品的设置、主要生产工艺及反应体系的研究，筛选的原材料是否能够提供合格的质量标准、出厂检定报告等；②在生产工艺及反应体系研究阶段需确定样本用量、试剂用量、各种原材料配方的配比、反应条件、工作温度等参数；③产品基本成型后，输出说明书、技术要求等文档。

4. 设计开发验证 产品基本成型后，进入小试阶段，在实验室验证产品是否满足输入的要求。若满足，则在符合医疗器械质量体系相关要求下进行中试生产，然后：①对原辅料、检验方法、生产工艺进行验证；②还需对产品性能进行验证，包括产品的分析性能、稳定性研究、确定阳性判断值或者参考区间等；③同时应在有资质的机构对产品进行注册检验或自检，获取产品检验报告或出具自检报告，有相应国家标准品的，还需满足国标的要求。

5. 设计开发确认 产品设计开发及验证完成后，需进行设计开发确认。对于需要进行临床试验的体外诊断试剂，需根据国家药监局相应法规要求，在符合条件的临床试验机构开展临床试验，确认产品满足预期用途的要求，保证产品的安全、有效。

6. 注册申请及获证 注册人根据法规要求，向相应监管部门递交注册申报资料，包括产品综述资料、说明书、技术要求、注册检验报告、临床评价资料等。监管部门对注册申报资料进行审评审批，符合要求的予以发放注册证书。

7. 上市推广、销售、管理 对产品进行全生命周期管理，适当时完成产品变更或迭代。

本章以感染性疾病、遗传性疾病、肿瘤个体化治疗相关基因及药物代谢相关基因为例，介绍分子诊断试剂的开发策略，以帮助学生对分子诊断试剂的开发流程有更全面的认识。

实验四十六 感染性疾病的分子诊断试剂研发策略

感染性疾病是指由病原体引起的一类疾病的统称，是目前威胁人类健康的重要疾病之一。感染性疾病分子诊断试剂产品的开发全过程受到严格监管，以确保产品的安全、有效与合规，产品研发中主要涉及的过程与策略包含以下主要内容。

1. 需求分析与产品定位 不同感染性疾病的致病病原体千差万别，涵盖细菌、病毒、真菌、衣原体、支原体、寄生虫等，其侵袭性、繁殖力及对抗感染药物的敏感性亦存在差异。

开发者在立项策划阶段需要明确产品的预期用途，即该产品是用于疾病的诊断还是筛查，是否有特定的适用人群，用于定性还是定量检测，是否需要多病原体（多靶标）检测，是否需要检测耐药基因或毒力基因，是否需要匹配自动化设备等。此外，开发者还需综合评估法律法规（包括知识产权）方面的可行性以及对比同类产品的差异点。

需求分析与产品定位是整个产品设计开发最初的环节，也是最重要的环节之一。在该环节需要做好可行性分析和风险评估。

2. 样本与靶标类型的选择 感染性疾病的样本类型复杂多样，包括痰液、脓液、肺泡灌洗液、尿液、胸腹水、脑脊液、眼内液、全血、血浆、鼻/咽拭子、手术组织/穿刺组织等。针对特定的感染性疾病，开发者需选择该疾病相对常见的、可获得的样本类型，同时考虑样本的采集、储存、运输条件以及处理时限要求。所选择的样本类型要满足相关审评指南、临床诊疗原则或专家共识等要求。

对于分子靶标，一方面，开发者需考虑靶标在感染过程中的重要性、特异性和稳定性等因素；另一方面，还需考虑靶标物质在样本中的丰度（即所需的最低检测限）与干扰物质。同时，对于多靶标组合检测，设计人员应充分与临床医师沟通交流，明确不同靶标组合的临床意义，以确保产品设计开发完成后能解决真实的临床问题，而不是简单的多个靶标的堆叠和组合。

3. 技术平台的选择 开发者应当针对不同的应用场景，综合考虑产品的靶标数量、开发难度、检测周期和成本，选择与需求最匹配的技术平台开发相应产品。

（1）实验条件受限时 对于实验条件受限又需要在一小时内获得1~2种病原体核酸定性检测结果的场景，可采用恒温扩增法和即时检测（POCT）技术平台。

（2）具备标准PCR实验室条件时 分以下情况：①需要快速（2~3小时内）获得检测结果时，可采用qPCR（PCR-荧光探针法）技术平台；②需要快速（3~5小时内）获得全血样本中数种病原微生物鉴定及其耐药性信息结果时，可采用微滴式数字PCR（ddPCR）技术平台；③对于接受12~24小时内获得检测结果的场景，可采用基因测序（可逆末端终止测序法或联合探针锚定聚合测序法）技术平台。

4. 产品设计开发 试剂的设计开发及验证应符合相关行业标准与指导原则的要求。以市场主流的"PCR-荧光探针法"为例，产品开发的主要研究环节通常包括如下。

（1）引物探针设计 深入分析各种感染性病原体的基因序列数据库，通过生物信息学手段，筛选特异性好、保守性（覆盖）高的靶序列，由此设计引物或探针（包括引物或探针的序列设计、修饰和优化等）。应对设计与合成的引物和探针进行特异性、保守性、灵敏度等性能验证和测试，以确保设计的引物和探针不仅仅是生物信息学上的特异和保守，同时也应对不同型别的病原体有特异性和保守性。

（2）参考品制备与反应体系研究　在没有国家标准品、国家参考品的情况下，制备企业参考品，用于方法验证、产品检测、质量控制等。通过功能性实验（对阳性参考品表现出最佳扩增效率的同时，对阴性参考品无非特异性扩增），建立感染性病原体特异性核酸序列的检测反应体系。这些实验包括：①靶序列的筛选、引物探针浓度的确定、DNA 聚合酶用量的确定、单（多）重体系的验证、PCR 反应液及阴（阳）性参考品配方的确定等；②PCR 过程中退火温度的研究；③样本用量及样本保存时间的研究；④对该产品适配的 PCR 仪器检测结果阈值的研究等。

（3）原材料研究　对主要原材料（包括引物、探针、DNA 聚合酶、dNTPs、缓冲液等）进行供应商的选择，通过功能性实验筛选出合格供应商，制定各主要原材料的技术要求和质量标准并检验合格。

（4）生产工艺研究　根据试剂盒中试剂及组件的主要生产工艺的研究结果，确定最佳的生产工艺。

（5）分析性能评估　从检测准确性、最低检测限、分析特异性、精密度、干扰物质等几个方面进行性能评估，确保检测性能符合要求。

（6）稳定性研究　采用国家标准品或企业参考品对试剂产品进行稳定性研究评价。稳定性研究主要包括效期稳定性（有效期）、开瓶稳定性、复溶稳定性、运输稳定性及冻融次数限制等研究。

（7）阳性判断值或参考区间研究　阳性判断值主要是指对检测结果进行判断的 cut-off 值（此处指特定 C_t 值），参考区间指针对参考人群 C_t 值的可能的范围或区间。确定过程包括建立与确认两个阶段。建议受试者样本总数不少于 100 例，注意纳入一定数量的弱阳性样本进行研究。若采用稀释方式获得低浓度样本，应同时考虑基质效应的影响，建议采用临床阴性样本作为稀释基质。应充分考虑到建立阳性判断值时，使用的受试者样本对于目标人群的代表性有限（例如可能未充分覆盖样本中的干扰物质），需进一步通过临床研究评价来验证和确认阳性判断值的准确性。

5. 临床研究　收集一定规模和代表性的感染性疾病临床样本，通过采用盲法、对照的试验设计，筛选有效病例。按照双盲法入组进行检测，评估产品的关键性能指标。在临床样本的验证实验中，开发者需将本研究的分子诊断方法与传统诊断方法、金标准方法进行对比分析，评估产品的优势和局限性。

6. 展望　目前，感染性疾病的分子诊断技术已得到长足的发展，但同时也面临诸多挑战：一方面，检测结果容易受到环境、操作方法等多种因素的影响；另一方面，单一的技术平台仍存在一定局限性，新产品开发会朝着"更快速、更灵敏、更准确、更智能"等方向拓展。通过不断优化与创新，将有望变革临床病原体检测模式，未来感染性疾病的分子检测将变得更可及。

（戴立忠）

实验四十七　遗传性疾病的分子诊断试剂研发策略

人类遗传性疾病达数千种之多，主要分为单基因遗传病、多基因遗传病、线粒体疾病和染色体疾病等。分子诊断试剂在遗传性疾病的早期预防、早期诊断和早期治疗中发挥着越来越重要的作用。基因、基因突变、基因的单倍体型和染色体核型是遗传性疾病最主要的分子标志物。PCR、分子杂交、基因测序、基因芯片、核酸质谱是主要检测技术。由于遗传病种类繁多，致病基因变异类型复杂，针对不同遗传性疾病使用不同检测技术甚至检测技术组合的解决方案，是目前遗传性疾病分子诊断的主要方式。

根据国家药监局《体外诊断试剂分类规则》，与遗传性疾病检测相关的试剂、与人类基因检测相关的试剂皆属于第三类体外诊断试剂。因此，遗传性疾病分子诊断试剂的开发及注册环节具有法规要求严、获证周期长、研发难度高等特点。遗传性疾病分子诊断试剂研发上市包括产品立项、产品实现、验证与确认、获证上市等多个阶段。

1. 产品立项　分子诊断试剂的研发立项可能来源于公司战略，也可能来源于市场部门或者技术部门。但需明确其主要价值，包括但不限于技术价值、商业价值、战略价值、投资价值和社会价值；还要明确产品战略是首创、跟踪还是模仿。产品立项需要对产品临床预期用途的应用场景及其市场效益或战略意义具有清晰的认知，是产品价值、产品战略、产品目标性能、时间节点和成本预算之间综合博弈的过程，在此基础上须对资源和风险进行综合评估和权衡。

（1）明确产品预期用途　体外诊断试剂临床试验设计与产品预期用途直接相关。遗传性疾病分子诊断试剂按产品预期用途常分为筛查试剂和辅助诊断试剂。二者在投入成本、临床试验方案、受试者入组（排除）标准、样本量估算等方面有较大差异，例如遗传病辅助诊断产品临床试验所需样本常在几百至几千之间，而筛查产品临床试验样本量多大于一万例。

（2）明确检测位点　在遗传性疾病分子诊断产品立项时，经常会遇到靶标位点个数的选择。位点个数的增加不仅会增加产品研发的难度，还会影响临床试验样本数。尤其是一些稀有位点的纳入需要慎重抉择，需考虑其临床样本的可获得性。新位点要与上市产品进行比较，说明该位点的意义，还需提供基因功能实验数据或需文献支持该位点的临床应用意义。

2. 产品开发及实现　分子诊断试剂的研发工作包括主要原材料的研究、主要生产工艺及反应体系的研究、分析性能评估、阳性判断值的确定、工艺放大与转产等。

（1）主要原材料的研究　是分子诊断试剂产品开发中至关重要的一环，常放在产品开发的第一步。产品的性能参数与某种或某几种特定的主要原材料息息相关，如遗传性疾病分子诊断试剂中常用的酶和抗体对分析性能评估非常关键。后期主要原材料的任何变更，都可能导致前期的研究和验证数据失效。

（2）建立检测方法的参考区间和阳性阈值　在最低检测限的设置中，与感染性疾病的目标生物标志物主要为靶标物质的摩尔分数不同，遗传性疾病的目标分子标志物多是基因、位点多态性或基因的拷贝数。此时，产品的最低检测限应该设置为核酸在预期样本中摩尔分数的95%分位值，该检测限虽不具有临床意义，但在检测技术层面有意义。当样本为游离核酸时，其靶标物质的摩尔分数非常低，即其产品最低检测限要求高，要考虑检测技术的物理极限问题和每个检测反应靶标物质的投入量。

（3）参考品的使用　产品开发过程中三批试生产产品的性能评估、注册检验及后续临床试验、产品获证后销售的出厂质检等都需要用到国家参考品和企业参考品。如果一个产品已有可评估其产品性能的国家参考品，则产品的注册检定必须用国家参考品。产品的出厂质检可使用国家参考品，也可使用企业参考品。但企业参考品的技术性能指标不可以低于国家参考品。

3. 产品验证与确认　分子诊断试剂的验证与确认过程常包括注册检定、临床试验、注册受理与体系考核等步骤。

（1）注册检定　是对产品技术指标的考核，是临床试验、注册申报前的强制性要求。通过注册检定是产品注册获批道路上的一个里程碑事件。产品通过注册检定后，产品技术要求和关键原材料、关键工艺等不可再有更改。注册检定可由国家级或省级的检验检定研究所实施，也可由具有资质的第三方检验机构实施。由于遗传性疾病产品创新度较高、新产品较多，对于省级检验检定研究所不具备评估能力的产品，需由中国食品药品检定研究院实施注册鉴定。需注意的是，注册检定结果并不涉及对产品临床效能的评估。

（2）临床试验　是产品开发过程中耗时最长、耗费资金最多的环节。临床试验的有效性，是在注册资料提交后由审评中心审评员和审评专家评判，在常规注册流程中尚未有机制获得官方认可和确认。临床试验方案设计之时，可寻找机会与评审部门多进行受理前咨询，以避免方向上的错误。一旦临床试验设计与审评员或审评专家认知相左，注册获批不通过的风险将会大大增加。若开发产品已有审评指导原则，则应严格遵照执行。对于创新性较高的产品，优先遵照《创新医疗器械特别审查程序》执行。产品获得创新资质后，国家药监局会组织专家委员会讨论确定注册临床试验方案，后续的产品审评以该方案的执行情况为准。

在遗传性疾病的分子诊断试剂研发中，应明确是否该产品属于罕见病检测、筛查和辅助诊断产品。根据《防治罕见病相关医疗器械审查指导原则》，此类产品在临床试验机构、临床评价指标、临床试验病例数及产品上市后临床研究等方面有特定的具体要求，在研发过程中需遵照执行。

（3）注册受理与体系考核　产品注册申报受理后，提请国家药监局委派审核员进行生产现场体系考核。审核员会在 1~2 天内对企业进行全面核查并作出是否合规的评价。

分子诊断试剂的研发和注册过程中需要公司多个部门的协作，尤其需要科研、市场、生产和质监部门的沟通交流和协调。一个成熟、高效、权责分明的体系对于分子诊断试剂研发和注册工作的顺利推进至关重要。

（杨学习）

实验四十八　肿瘤个体化治疗相关基因突变检测试剂开发策略

肿瘤伴随诊断基因突变检测产品的开发流程是一个高度综合且监管严格的过程，涉及多个阶段，必须确保产品的安全、有效和合规。以下是一个概括性的开发流程。

1. 需求分析与产品定位　肿瘤的发生发展是一个复杂多变的过程，不同肿瘤细胞的生长速度、侵袭能力、对药物的敏感性等会随着肿瘤的发展产生差异。在开发伴随诊断产品前，要进行充分的需求分析，对产品进行准确定位：①需要明确产品的预期用途，即该产品用于何种肿瘤的伴随诊断，适用人群有哪些；②需要通过调研分析确认该肿瘤的主要靶向治疗药物有哪些、使用的阶段分别如何，根据药物的临床使用情况结合市场调研报告，确定该产品需要覆盖哪些药物；③在确定好靶向药物的种类之后，需要根据肿瘤靶向治疗药物临床应用指导原则或者其他权威指南、文献资料等，确定需要检测的靶向基因、位点及突变类型（至少应该覆盖与该靶向药物相关的主流突变）等。

至此，产品的预期定位基本确定。需要指出的是，产品的定位需要综合考虑临床需求、法规要求、市场需求、竞品分析以及其他功能性需求等，尽可能在满足临床需求的前提下实现与竞品的差异化，从而使产品更具特点与竞争力。

2. 样本类型选择

（1）组织样本　伴随诊断基因检测产品一般以癌组织样本（新鲜组织、石蜡包埋组织等）为待测样本。组织样本中包含大量的癌细胞，因此以组织样本进行检测，结果一般更为准确；但另一方面，由于组织样本存在异质性，不同肿瘤部位来源的组织样本，检测结果可能会存在差异。

（2）液体活检　组织样本难以获取时，外周血样本及其他类型的液体活检样本就成为最好的选择。但需要指出的是，由于患者体液中循环肿瘤细胞游离 DNA（circulating tumor free DNA，ctDNA）或循环肿瘤细胞（circulating tumor cell，CTC）浓度一般较低，因此以患者外周血或其他体液作为样本进行检测时，对试剂的灵敏度要求更高。

3. 检测技术选择　由前文所述可知，伴随诊断检测技术丰富多样，不同的检测技术可适用于不同的检测产品或检测场景，目前肿瘤伴随诊断基因检测产品主要为荧光 PCR 及靶向测序，可参考以下几个方面选择合适的开发技术。

（1）荧光 PCR 法　适用于针对某种或某几种同类靶向药物，并且通过检测单个靶基因的有限突变便可实现精准用药指导的情况。

（2）靶向测序法　适用于针对不同类型的靶向药物，且需要检测多个基因的众多突变的产品或场景。

（3）全基因组测序法　适用于新药研发及发现新的突变位点。

在产品开发时，可以根据产品的基因、位点覆盖数量以及产品的开发难度、成本等选择合适的技术平台，以便提供最合适的选择。

4. 产品开发设计　注册类产品的开发设计主要按照《肿瘤个体化治疗相关基因突变检测试剂技术审查指导原则》进行。这里以荧光 PCR-突变检测技术为例，进行伴随诊断试剂开发的简单介绍。

（1）试剂扩增体系构建　PCR 突变检测一般采用 MGB 探针法或扩增阻滞 PCR（ARMS-PCR）法。ARMS-PCR 是一种利用 PCR 技术来特异性地检测基因组 DNA 中已知点突变的方法。这项技术基于 *Taq* DNA 聚合酶的一个特性，即当引物的 3′末端与模板 DNA 不完全匹配时，聚合酶的延伸能力大大降低或完全丧失。在设计引物时可以在靠近引物 3′端的位置对碱基进行替换设计，以此降低引物与野生型 DNA 模板的匹配度，但同时又能够与突变型模板进行结合并扩增，以此达到对突变型进行检测的目的。

根据技术原理进行引物探针设计，并从灵敏度及特异性两个方面对引物探针进行初步评价，筛选扩增效率高并且特异性好的引物探针组合。

筛选到效果最佳的引物探针之后，需要对 PCR 反应体系进一步优化。可以从 PCR 缓冲液、*Taq* DNA 聚合酶、镁离子、dNTPs、引物探针等原材料的品牌、用量以及 PCR 扩增程序等多方面进行优化。从各个维度优化 PCR 反应体系，目的是使 PCR 反应具备最佳扩增效率的同时，对野生型 DNA 无非特异扩增。

（2）核酸提取纯化　良好的核酸质量，是确保检测结果准确的关键因素之一。样本核酸的分离和纯化的主要目的是富集靶核酸浓度、保证靶核酸序列的完整性、增加 PCR 模板溶液均一性，以及去除 PCR 抑制物。样本核酸分离和纯化是决定后续核酸扩增过程成败的要素之一，因此需要筛选或构建高效的样本核酸提取试剂盒（方案）。

（3）分析性能评估　试剂体系确定之后，需要进行全面的分析性能评估，主要包括检测准确性、最低检测限、分析特异性、精密度、干扰物质等几个方面，确保检测性能符合要求。具体评价方式及实验设计可参考《肿瘤个体化治疗相关基因突变检测试剂技术审查指导原则》。

（4）稳定性研究　采用企业参考品或国家标准品对试剂盒进行稳定性研究评价。稳定性研究主要包括效期稳定性（有效期）、开瓶稳定性、复溶稳定性、运输稳定性及冻融次数限制研究等。至少应该进行三批样品在实际储存条件下保存至成品有效期后的稳定性研究。

5. 阳性判断值研究　阳性判断值主要是指对样本结果进行判断的 cut-off 值。根据具体产品的预期用途进行设计，可以采用受试者工作特征（ROC）曲线的方式对产品用于结果判断的 cut-off 值进行研究，具体可以参照实验四十三的研究思路。

6. 临床试验　试剂盒需要通过临床试验进行评价才能进行注册认证。应从流行病学、统计学、临床医学、检验医学等多方面考虑，设计科学合理的临床研究方案，具体参照相关的审评指南要求进行。

7. 注册申报　临床试验完成之后，按照法规要求递交产品注册资料，通过发补（如有）、审评之后即可获得产品注册证书。

（戴立忠）

实验四十九　药物代谢相关基因的分子诊断试剂研发策略

通过分析个体药物代谢相关基因，可协助临床预测患者对药物的反应和可能的不良反应，从而制定个性化的治疗方案，提高药物的疗效，减少副作用，并降低医疗成本。常见的药物代谢相关基因有 *CYP2C19*、*CYP2D6*、*ALDH2*、*ApoE*、*SLCO1B1* 等。常用的方法有测序技术、PCR-荧光探针技术、基因芯片及核酸质谱技术等。其中，核酸质谱法可同时对多个位点进行检测，且操作简单、成本低廉，常用于药物代谢相关基因的检测和研究。

本实验以核酸质谱平台上已获国家药监局批准的人 *CYP2C19*、*ALDH2*、*ApoE* 和 *SLCO1B1* 基因检测试剂盒为例，简述药物代谢相关基因的分子诊断试剂研发策略。

1. 产品立项　综合考虑临床需求、同类产品、市场需求、开发难度及成本等，进行立项。如在我国，心血管疾病患病人数达 3.3 亿，死亡人数高居各种疾病首位。心脑血管疾病的治疗常采用多种药物合并使用，如冠心病介入术后，常用氯吡格雷抗凝，结合他汀类药物降脂治疗；冠心病急救、扩血管常用硝酸甘油等。而同类检测常针对单基因，患者需多次检测，消耗时间且成本较高。因此，开发心血管治疗多种药物对应的药物代谢基因检测具有巨大的临床价值。进一步咨询相关领域专家学者的建议，并综合考虑市场需求、开发难度及成本，进行本检测项目的开发立项。

2. 技术平台的选择　核酸质谱平台能同时检测多个位点，成本低廉，操作方便，准确性高且便于扩展，符合本项目的检测需求。因此选择核酸质谱平台，进行项目的开发。

3. 确定检测基因位点及样本类型　综合临床需求、证据等级、检测成本等，进行基因位点的筛选。首先查询相关指南及数据库，如：原国家卫生计生委医政医管局《药物代谢酶和药物作用靶点基因检测技术指南（试行）》、Pharm GKB 数据库、CPIC 指南（clinical pharmacogenetics implementation consortium guideline）、DPWG 指南（dutch pharmacogenetics working group guideline）、FDA 标签数据库（FDA label database）等。然后结合临床需求，并综合考虑开发难度、检测成本等，确定需要检测的基因位点。此外，结合心血管疾病患者的诊疗特征，选择临床常用的 EDTA 抗凝全血作为检测样本类型。

4. 检测产品的开发　基于核酸质谱的基本检测过程，对各个步骤进行开发，并对整个检测体系进行评估和调整，最终建立完整的检测体系。如：可通过 multiPrime、MFE primer 等，针对目标位点设计多重 PCR 引物。采用合适的虾碱性磷酸酶（SAP）处理残余的 dNTP。通过 Primer express 等软件，针对扩增产物上目标位点，设计单碱基延伸引物，并调整延伸反应体系。选择合适的离子交换树脂去除盐离子。调整全流程的反应条件（如反应温度、循环次数等）以确保检测的效率和特异性。确定各个位点所对应的质荷比，转换为核酸质谱对应的分析文件，导入核酸质谱仪进行检测。

5. 分析性能评估　采用小批量临床样本，对准确性、可报告范围、检测限、特异性（抗同源序列干扰、抗生化物质、抗凝剂、药物干扰）、精密度、试剂盒稳定性等分析性能进行评估。如特异性评估，可针对本项目所用的样本类型，对 $EDTA \cdot Na_2$、$EDTA \cdot K_2$、$EDTA \cdot K_3$ 等常用抗凝剂进行抗干扰评估。对患者常用的药物，如氯吡格雷、硝酸甘油、他汀类降脂药物以及抗生素、抗感冒制剂等进行抗干扰测试等。

6. 临床试验与合规性认证 根据国家药监局的规定，本项目属于第三类体外诊断试剂。应选择至少三家有资质的临床试验机构进行临床试验。

设定入组标准，如本项目入组标准需要为使用过氯吡格雷、硝酸甘油、他汀类药物的冠心病患者。

采用单组目标值法样本量公式，综合考虑各位点的多态性分布情况，估算最低样本量。通过伦理审核、项目申报并经患者知情同意后，收集 EDTA 抗凝静脉全血，进行临床验证。

比对所开发的检测方法与比对方法的符合情况，评估检测性能。对本项目，部分单基因位点，如 *CYP2C19* 基因，已有获得国家药监局批准的 PCR-荧光探针法试剂盒，可选择已有试剂盒进行比对。而对于尚无获批试剂盒的位点，如 *SLCO1B1* c. 388A > G 位点，则采用金标准方法（Sanger 测序）进行比对。

完成临床试验后，统计数据，撰写报告并向国家药监局申报，对产品进行合规性认证，并根据反馈意见进行进一步的验证。

7. 质量控制和标准化 确保检测方法符合相关法规和指南。建立严格的质量控制体系，如对试剂生产工艺进行严格的质量控制，对原材料进行质检，对生产过程的半成品、成品进行质检，对运输过程进行冷链管理等。确保交付到临床的试剂盒质量稳定可靠。

8. 临床应用与持续改进和更新 在临床进行应用推广，并根据临床应用中收集的反馈，持续改进检测方法。跟踪最新技术及指南、标准、共识及研究进展，及时更新和优化检测方法。

药物代谢相关基因分子诊断试剂的开发，涉及多学科合作和多步骤的工作流程，是极为复杂和系统的技术体系，由于篇幅所限，本实验仅对其大致的过程进行简要介绍，期待通过这部分内容的学习，能够帮助学生对其开发过程有初步了解。在后续的工作中，可结合实际情况，进行更为深入和细致的学习。

（姜育燊）

参考文献

[1] 贲培玲，陈容前，孙淼，等．质粒DNA实验室规模化制备工艺［J］．山东第一医科大学（山东省医学科学院）学报，2023，44（3）：202-208.

[2] 魏群．分子生物学实验指导［M］．4版．北京：高等教育出版社，2021.

[3] 刘铁牛，张达培，蒋旭，等．富含RNA酶大鼠腺体组织总RNA提取方法改良［J］．基因组学与应用生物学，2021，40（02）：548-555.

[4] 于静娟，胡剑．分子生物学实验技术［M］．北京：高等教育出版社，2023.

[5] 金晶，陈茶．分子诊断学实验指导［M］．3版．北京：中国医药科技出版社，2019.

[6] 刘晨曦，姚延禄，周新丽．用于磁珠法核酸提取的微流控芯片及自动化平台［J］．分析试验室，2024（1）：111-117.

[7] 石莹，田绿波，樊学军，等．磁珠法结合实时荧光PCR试剂检测HBV-DNA临床性能验证［J］．中国国境卫生检疫杂志，2023（05）：046.

[8] 刘忠民，常晓彤．临床分子生物学检验技术实验指导［M］．武汉：华中科技大学出版社，2020.

[9] 杜颖青．分子诊断技术实验指导［M］．北京：高等教育出版社，2019.

[10] 钱士匀．分子诊断学实验指导［M］．北京：高等教育出版社，2006.

[11] 孙弦，刘睿，高虎，等．NASBA与RT-qPCR技术检测HIV阴性马尔尼菲篮状菌病患者病灶组织真菌载量的效果及相关性［J］．广西医学，2023，45（11）：1361-1364.

[12] 张惟材，朱力，王玉飞．实时荧光定量PCR［M］．北京：化学工业出版社，2013.

[13] 王金红．弓形虫Exo-RPA检测方法的建立与初步应用［D］．吉林大学，2022.

[14] 韩骅，高国全．医学分子生物学实验技术［M］．4版．北京：人民卫生出版社，2020.

[15] 高国全，汤其群．生物化学与分子生物学［M］．10版．北京：人民卫生出版社，2024.

[16] J. 萨姆布鲁克．分子克隆实验指南［M］．4版．北京：科学出版社，2017.

[17] 李明，周宏伟．分子诊断技术与应用［M］．北京：科学出版社，2024.

[18] 徐湘民．地中海贫血预防控制操作指南［M］．北京：人民军医出版社，2011.

[19] 李金明．高通量测序技术［M］．北京：科学出版社，2018.

[20] 郑芳，周新，叶光明，等．ApoE基因multi-ARMS快速分型法［J］．基础医学与临床，2000，20（6）：568-70.

彩 图

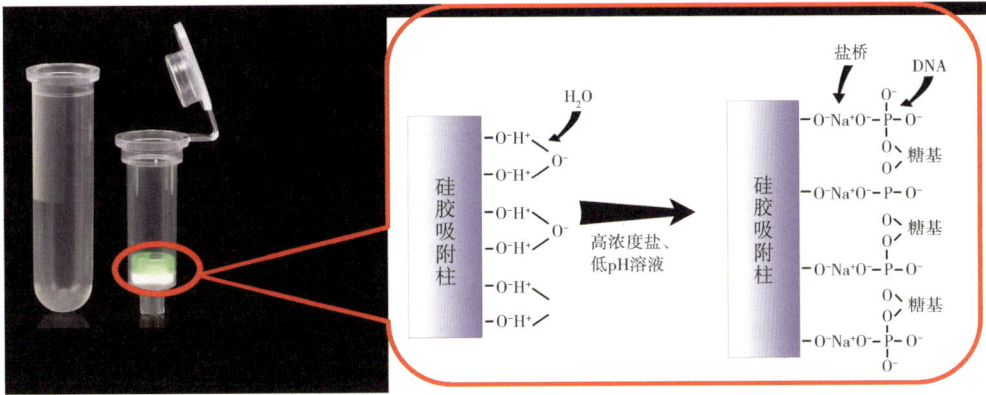

彩图1 硅胶层析柱吸附 DNA 原理示意图

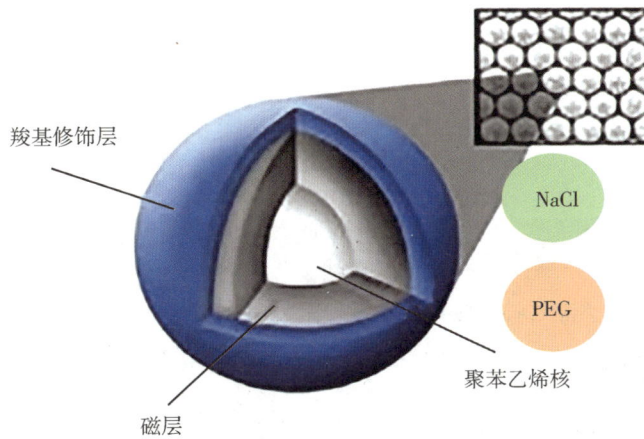

彩图2 磁珠结构示意图

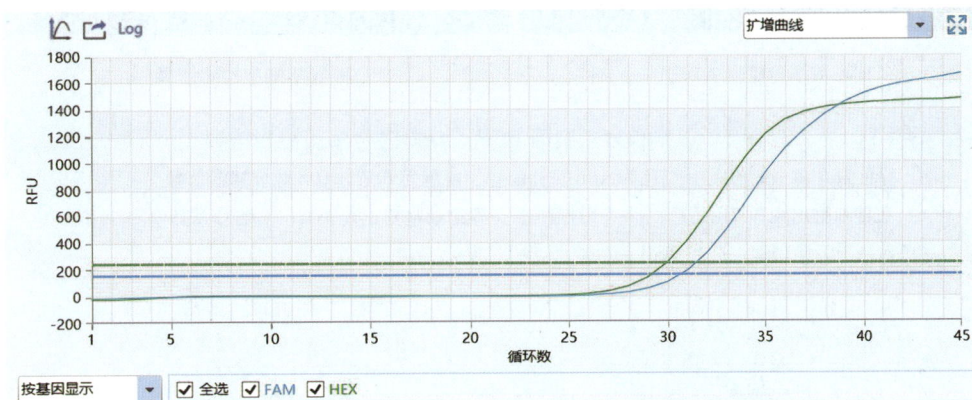

彩图3 磁珠法提取 HBV DNA 后进行 qPCR 定量检测的扩增曲线图

注：绿色 S 型扩增曲线表示 HBV DNA 提取后的阳性扩增曲线；蓝色 S 型扩增曲线表示某待测样本 DNA 提取后的扩增曲线。

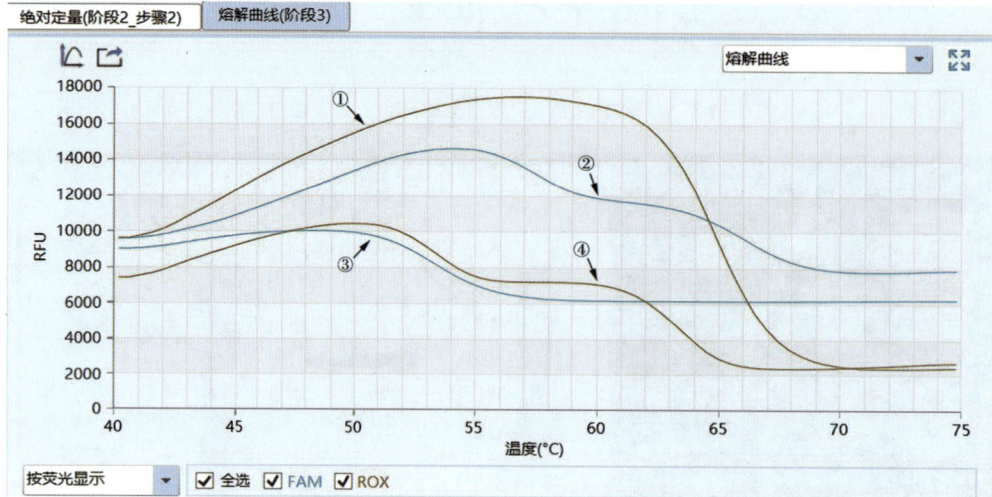

彩图4 磁珠法提取孕妇基因组 DNA 后进行 qPCR 检测 *MTHFR* 基因多态性的熔解曲线图

注：①号熔解曲线（棕红色）的 T_m 峰值在60℃出现，为单峰熔解曲线，表示该样品中 *MTHFR* 基因677位点基因型为 CC 型；②号熔解曲线（蓝色）的 T_m 峰值在55℃与64℃出现，为双峰熔解曲线，表示该样品中 *MTHFR* 基因677位点基因型为 CT 型（由于样品 DNA 含量较高，熔解曲线出现部分 T_m 峰值上移现象）；③号熔解曲线（蓝色）的 T_m 峰值在50℃出现，为单峰熔解曲线，表示该样品中 *MTHFR* 基因677位点基因型为 TT 型；④号熔解曲线（棕红色）的 T_m 峰值在51℃与60℃出现，为双峰熔解曲线，表示该样品中 *MTHFR* 基因677位点基因型为 CT 型。

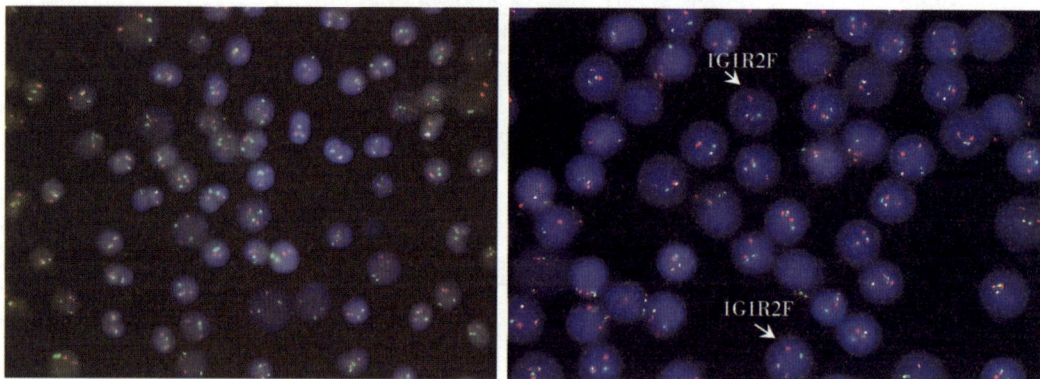

(a)正常细胞检测结果

(b)异常细胞检测结果

彩图5 正常和异常细胞 *BCR∷ABL* 融合基因检测结果

注：绿色为 *BCR* 探针信号，红色为 *ABL* 探针信号，黄色为 *BCR∷ABL* 融合基因信号。

（a）正常细胞出现 2G2R 信号；（b）阳性样本（异常细胞）出现 1G1R2F 信号及其他阳性信号，且比例高于阴性阈值，符合 FISH 阳性判断标准，发生 *BCR∷ABL* 基因融合。

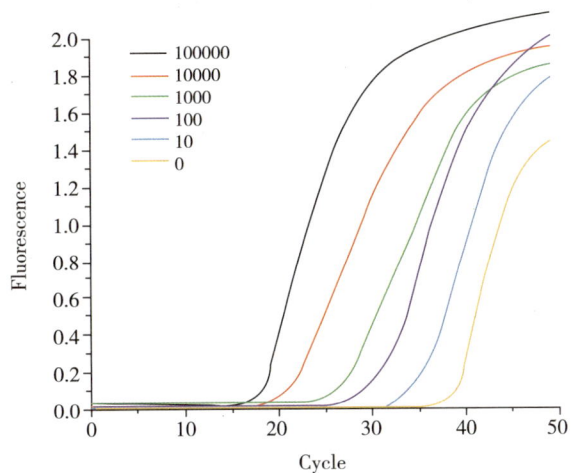

彩图6　实时荧光定量 PCR 检测 EB 病毒 DNA 的扩增曲线

注：横坐标代表扩增循环数（Cycle）；纵坐标代表荧光强度（Fluorescence）；

不同颜色曲线代表不同初始模板量的标准品的扩增曲线。

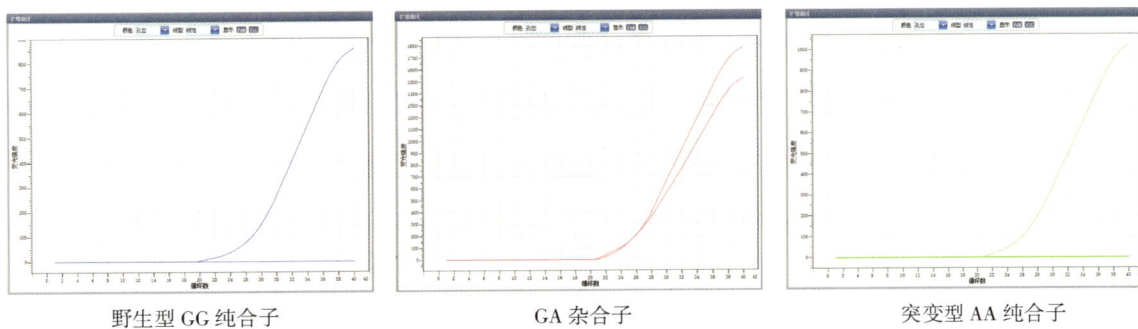

| 野生型 GG 纯合子 | GA 杂合子 | 突变型 AA 纯合子 |

彩图7　乙醇代谢基因 *ADH2/ALDH2* 多态性位点结果判断

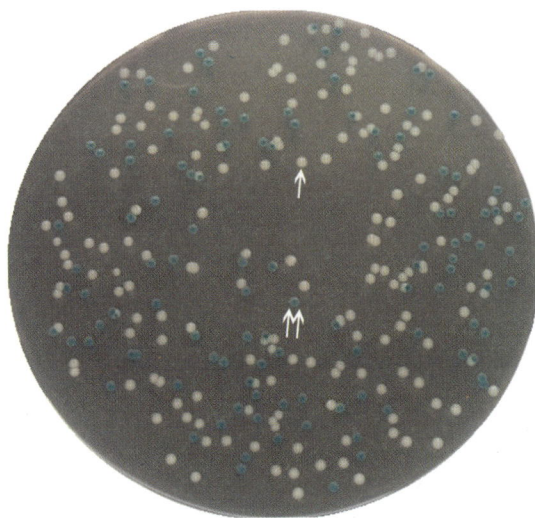

彩图8　蓝-白斑筛选阳性菌落

单箭头：白色菌落，为阳性

双箭头：蓝色菌落，为阴性

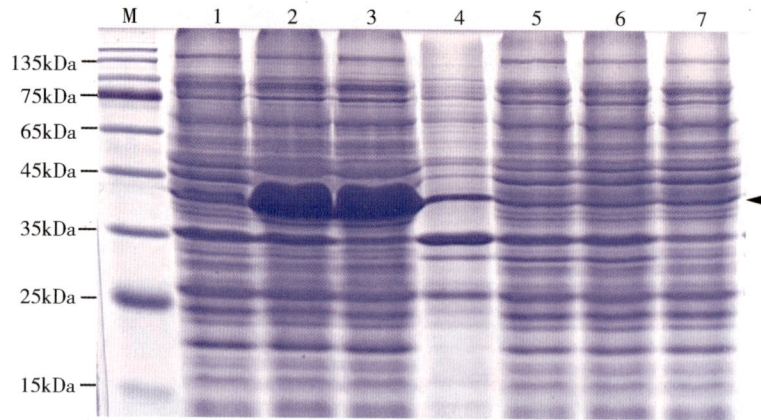

彩图 9　SDS-PAGE 检测蛋白表达

M 为分子量标记；1 为阴性对照；2~7 为样本；箭头示约 40kDa